Schlank und fit ohne Diät

Körper & Seele

Friedrich
Bohlmann

Der leichte
Weg zur
Wunschfigur
–
Gesund essen,
abnehmen
mit Genuß

GU GRÄFE UND UNZER

Inhalt

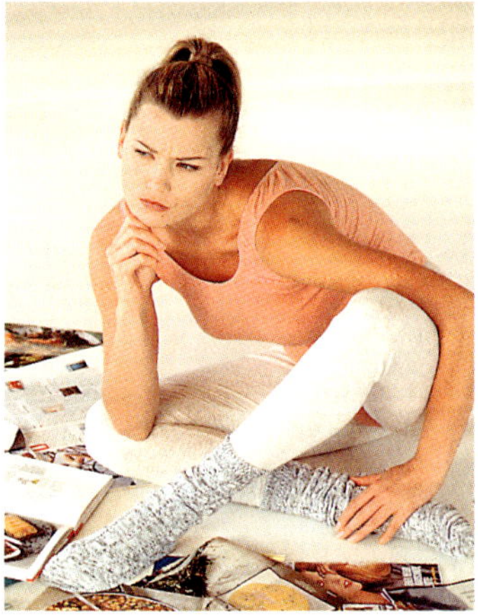

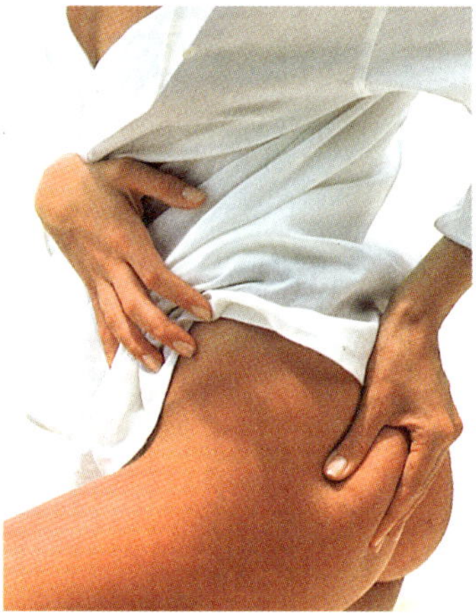

Dieses Buch wendet sich an Menschen mit Gewichtsproblemen. Die Übungen und Rezepte sind dazu geeignet, gesünder zu leben und dabei abzunehmen. Dieses Buch kann aber in keinem Fall eine Behandlung gesundheitlicher Störungen durch den Arzt ersetzen.

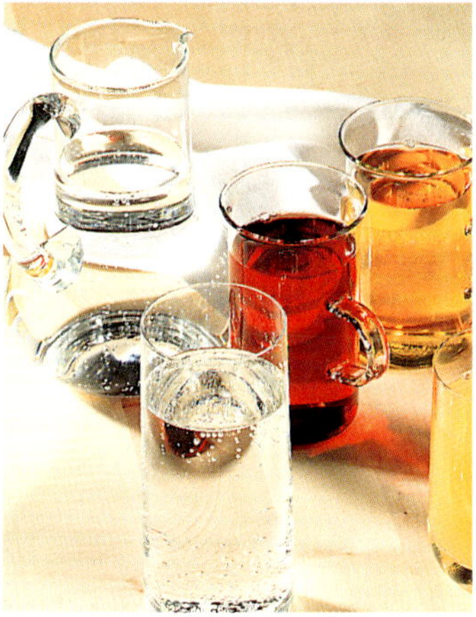

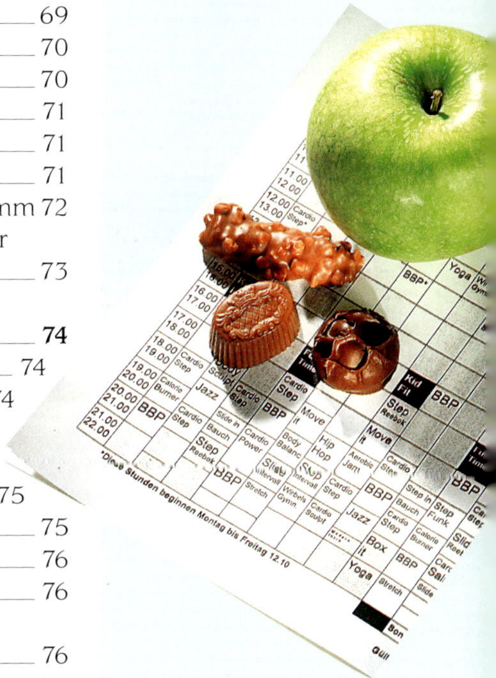

Die vielen Informationen, Übungen, Rezepte und Ratschläge in diesem Buch sind mehrfach überprüft worden und entsprechen dem derzeitigen Stand der Ernährungsforschung. Doch die Wissenschaft entwickelt sich ständig weiter. Jeder Leser ist daher aufgefordert, in eigener Verantwortung zu entscheiden, ob und wieweit der Inhalt dieses Ratgebers für ihn nützlich sein kann. Wer sich dessen nicht sicher ist, muß seinen Arzt um Rat fragen.

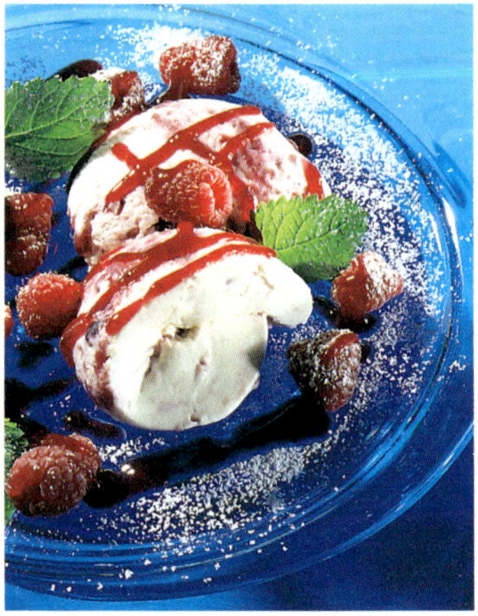

Ein Wort zuvor

Jeder dritte Erwachsene bringt heute zu viele Kilos auf die Waage. Und knapp jede zweite Frau und immer mehr Männer fühlen sich zu dick, obwohl sich nie zuvor so viele Menschen mit Diäten herumgeplagt haben. Deshalb gleich vorweg das dicke Versprechen: Mit diesem Buch können Sie abnehmen ohne Diät. Schluß mit den unsinnigen Hungerkuren, wenn sie ohnehin nichts bringen außer Frust und falsche Eßgewohnheiten. In meiner Ernährungsberatung merke ich immer deutlicher: Wer glaubt, Attraktivität und Lebensfreude sei nur mit einer schnellen Diät und möglichst hohen Gewichtsverlusten zu erreichen, wird über kurz oder lang enttäuscht sein. Denn auch die strengste Diät kann keine Wunder vollbringen. Selbst wer sich mit knurrendem Magen über Monate endlich zu seinen Traummaßen heruntergehungert hat, ist allzu schnell frustiert, wenn Kleidergröße 36 oder ein flacher Bauch das Glück nicht garantieren.

Keine strengen Verbote und falsche Versprechen sollen Ihnen das Abnehmen schwer machen, kein Abnehm-Crashkurs Ihren Körper mit Genußverzicht bestrafen. Ganz im Gegenteil: Mit Übungen für ein besseres Körpergefühl und ein bewußteres Ernährungsverhalten, kombiniert mit fettarmen Rezepten und Fitneßtips, erreichen Sie Ihr Wunschgewicht und steigern Ihr Wohlbefinden. Mit diesem ganzheitlichen Abnehmprogramm für Frauen und Männer werden Sie sinnvoller, gesünder und effektiver abnehmen. Sinnvoller, weil Sie lernen, vom Kopf her schlanker zu werden; gesünder, weil die vielen Rezepte voller lebenswichtiger Vitalstoffe stecken und nur beim Dickmacher Fett den Rotstift ansetzen; und effektiver, weil die Gymnastikübungen Ihren Körper dort schlanker machen, wo Sie es möchten.

Friedrich Bohlmann, Diplom-Ernährungswissenschaftler und Ernährungsberater

Abnehmen ohne Schlankheitswahn

Schlank werden muß Spaß machen! Wer ständig dem Idealgewicht hinterherhungert und nicht auf sein Wohlbefinden achtet, gerät schnell in den Diätfrust.

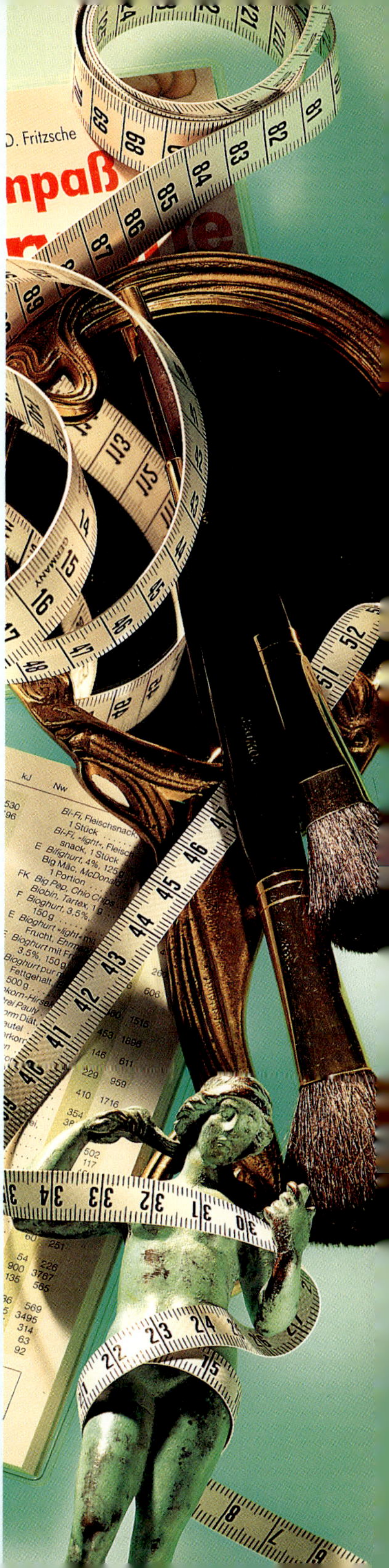

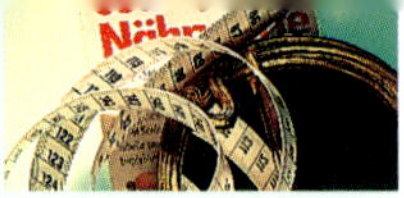

Schlank ist gleich schön?

Dick war schick zu Rubens Zeiten. Kalorien kannte und zählte vor 300 Jahren noch niemand. Und außerdem stand damals ein dicker Bauch für Wohlstand und Lebensgenuß. Hätte es in der Barockzeit schon Modemagazine gegeben, nicht Claudia Schiffer, sondern Marianne Sägebrecht wäre auf allen Titelseiten zu sehen gewesen. In früheren Jahrhunderten, selbst noch vor einigen Jahrzehnten, durften sich genau jene zu den Schönen und Attraktiven zählen, die bei den heutigen Traummaßen an ihren rundlichen Körperformen verzweifeln.

Schönheitsideal im Wandel der Zeiten

Die heute unter ihren Pfunden leiden, tröstet es vielleicht wenig, daß ihre Körperrundungen in früheren Zeiten Idealmaße waren. Doch haben Sie sich schon mal Gedanken darüber gemacht, warum heute ausgerechnet superschlanke Menschen als attraktiv und schön gelten? Oder weshalb nur meist magersüchtige Models in der Werbung zu sehen sind? Der Barockmaler Peter Paul Rubens wählte als Vorlage für seine drei Grazien Frauentypen aus, die mit ihren Maßen heute alles andere als eine Augenweide wären. Und so stämmig wie die alten Griechen ihre Göttinnen der Schönheit und Liebe darstellten, kämen diese nicht mal in den Vorentscheid zur Wahl einer Schönheitskönigin.

TIP

Viele Frauenzeitschriften geben immer häufiger Tips, wie sich Frauen jenseits der Kleidergröße 38 modisch und figurgerecht anziehen können. Achten Sie darauf und probieren Sie diese Hinweise aus.

Schönheit ist der Mode unterworfen

Die Maßstäbe für Schönheit ändern sich und werden von der Gesellschaft geprägt. Es gibt keine objektiven Kriterien, welcher Mensch gut aussieht und welcher nicht. Mal waren es die runden Formen einer Marilyn Monroe, mal die überschlanke Figur einer Twiggy, die als Schönheitsidole verehrt wurden. Oft leiden die Models auf den Titelseiten der Hochglanz-Magazine unter Magersucht und sind eßgestört: zum Nachahmen nicht zu empfehlen! Verbannen Sie diese gesundheitsgefährdenden Schönheitsideale aus Ihrem Kopf. Warum sollten Sie sich nicht als schön und begehrenswert empfinden, auch wenn Ihr Körper gerade nicht dem derzeitigen Vorbild entspricht? Machen Sie sich unabhängig von den vorgegebenen Model-Maßen. Sie brauchen kein Schönheitsidol.

Was galt wann als schön?

Ob ein schlanker, stämmiger oder sogar dicker Körper schön ist, darüber sind sich die einzelnen Zeitepochen nicht einig. Statuen griechischer Göttinnen idealisieren kräftige Frauenkörper mit breiten Hüften. Nicht anders die Abbildungen von Frauen im alten Rom. Erst in der Frührenaissance vor etwa 550 Jahren wurden Frauen mit schlanken Formen gemalt, allerdings – ganz im Gegensatz zur heutigen Schönheitsvorstellung – mit sehr kleinen Brüsten und einem runden, kleinen Bäuchlein. Nachdem in der Renaissance entsprechend dem griechischen Schönheitsideal die Menschen wieder zunehmen durften, uferte die Körperfülle im Barock vollends aus. Fettpolster und Cellulite gehören in den Bildern Peter Paul Rubens zu einer schönen Frau dazu. Dünne Frauen galten bis in die 20er Jahre unseres Jahrhunderts hinein als ungesund und mager. Dann signalisierten Bubikopf, schlanke Linie und flache Brüste die moderne, emanzipierte Frau. Nach dem Zweiten Weltkrieg markiert Marilyn Monroe die Zeit der üppigen Rundungen, eine Twiggy läutet 15 Jahre später die Ära der Überschlanken und Schmalbrüstigen ein, während heute, keine 30 Jahre danach, wieder Busen gefragt ist. Und mittlerweile zwängt der Zeitgeist auch den Mann in die schlanke, muskulöse Idealform.

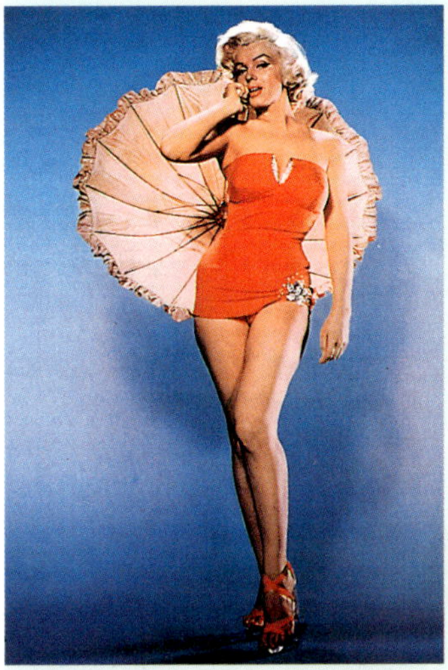

Marilyn Monroe, das Schönheitsidol der 50er Jahre, würde mit ihren Rundungen heute keine große Karriere als Model mehr starten können.

Schönheit ist ein Lebensgefühl

Lassen Sie sich mal auf eine kleine Übung ein: Wie würden Sie sich in einem Brief einem Menschen beschreiben, der Sie noch nie kennengelernt hat. Groß, schlank, dick, blond, helle Stimme, glänzendes Haar, gebräunte Haut, beschwingter Gang und klarer Blick?

Vorstellungsübung

● Beginnen Sie die Übung, indem Sie wahllos nach negativen und positiven Eigenschaften suchen, mit denen Sie Ihr Äußeres beschreiben würden. Welche fallen Ihnen spontan als erstes ein? Sind es eher die positiven oder die negativen?

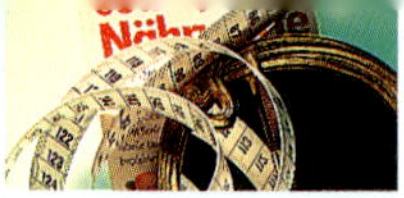

Sie erkennen an dieser Übung sofort, welches Bild Sie selbst von sich haben.

- Suchen Sie dann aber auf alle Fälle weiter, insbesondere wenn Ihnen zuerst vorwiegend schlechte Eigenschaften einfallen. Wie gefällt Ihnen Ihre Stimme, Ihr Gang, Ihre Füße, Ihr Lachen? Und auf einmal merken Sie, wie viele Qualitäten Sie besitzen, die Sie durchaus schätzen und schön finden. Gehen Sie dabei auf eine Entdeckungsreise durch Ihren Kopf und überlegen Sie: Woher kommt Ihr Urteil? Lernen Sie dabei zu unterscheiden, ob Sie selbst dieses innere Bild Ihres Körpers entwickelt haben – oder ob Ihr Partner, Ihre Eltern, Freunde oder auch die Werbung darauf den größten Einfluß hatten. Wenn es um Ihren Körper geht, sollten Sie nur Ihre ureigenste Meinung gelten lassen. Wenn Sie jemand für zu blaß hält, ihm Ihre Hüften nicht gefallen oder jemand meint, Ihre Frisur sei zu streng, so gehen Sie selbstsicher damit um.

TIP

Nehmen Sie Ihre eigene Attraktivität ganz bewußt wahr. Umso »selbstbewußter« zeigen Sie auch Ihre Schönheit. Nur wer mit sich selbst zufrieden ist und nicht unsicher wirkt, kann Schönheit ausstrahlen. Gymnastikstudios, Diäten und Bodybuilding bringen Ihnen vielleicht eine hübsche Figur, wirklich schön werden Sie aber erst, wenn Sie sich von innen heraus anziehend und interessant fühlen.

Eigene Attraktivität erkennen

Zeigen Sie sich selbst, wie attraktiv Sie sind, zum Beispiel mit folgender Übung:

Spiegelübung

- Stellen Sie sich vor einen Spiegel, der so groß ist, daß Sie Ihren gesamten Körper sehen können. Betrachten Sie sich, ohne gleich ein Urteil zu fällen.
- Versuchen Sie, den Bauch extrem einzuziehen, und machen Sie sich auch mal besonders dick, indem Sie tief in den Bauch einatmen und ihn so richtig anschwellen lassen. Übertreiben Sie ruhig dabei und lachen Sie über sich selbst und Ihren Körper.
- Dann stellen Sie sich wieder normal hin und schauen sich jetzt mit kritischen Blicken an: Welche Stellen meines Körpers gefallen mir? Warum gefallen Sie mir? Warum gefallen mir andere Körperzonen nicht? Wie hätte ich sie gerne? Nehmen Sie sich Zeit für diese ehrliche Bestandsaufnahme.
- Versuchen Sie wie bei der vorherigen Übung herauszufinden, inwieweit andere Ihr Urteil beeinflußt haben. Erst dann können Sie sicher sagen, daß zwar Ihr Partner Ihre Hüften lieber schmaler hätte, Sie aber Ihr rundes Becken sexy finden und mögen.

● Nehmen Sie schließlich ein Blatt, und schreiben Sie getrennt in zwei Spalten auf, was Sie als positiv und was als negativ an Ihrem Körper verbucht haben. Bewahren Sie dieses Blatt auf, Sie brauchen es noch für eine weitere Übung, die Sie in diesem Kapitel kennenlernen.
Männer tun sich mit dieser Übung gewöhnlich schwer. Kaum ein Mann betrachtet seinen Körper minutenlang im Spiegel. Ähnlich mag es auch Frauen gehen, die sehr korpulent sind und deshalb um jeden großen Spiegel lieber einen Bogen machen. Variieren Sie diese Übung: Statt vor dem Spiegel zu stehen, könnten Sie beispielsweise auf dem Bett liegen. Massieren Sie ein wenig Ihren Körper, und überlegen Sie sich dabei, wie gerne oder ungerne Sie mit Ihren Händen über die einzelnen Körperzonen streichen. Was gefällt Ihnen an Ihrem Körper, und was gefällt Ihnen nicht?

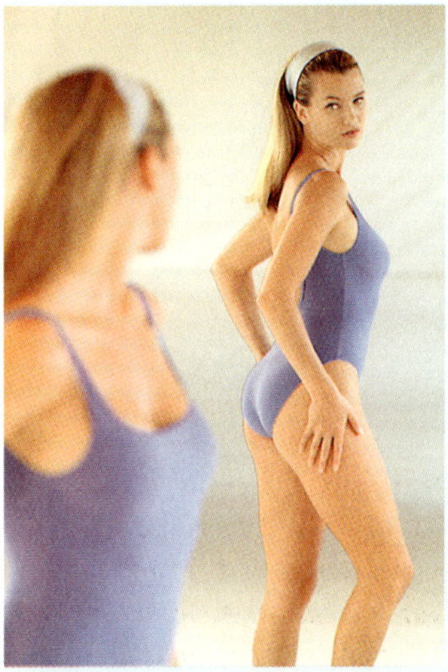

Suchen Sie im Spiegel nicht nur nach Schönheitsfehlern, sondern entdecken Sie auch Ihre eigene Attraktivität.

Schön auch ohne Traumfigur

Natürlich werden Sie auch Schwachstellen an Ihrem Körper entdecken. Die Knie zu spitz, die Taille nicht schmal genug und der Bauch zu rund. Je objektiver Sie Ihren Körper betrachten, je genauer Sie sich vom Scheitel bis zur Sohle begutachten, umso mehr stellen Sie auch positive Eigenschaften fest und desto kleiner ist die Gefahr, daß Schwachstellen Ihr gesamtes Selbstbild zunichte machen. Gehen Sie selbstbewußter mit Ihren Problemzonen um. Machen Sie daraus nicht mehr als sie sind: einzelne Eigenschaften, die nicht in die Norm passen. Überlegen Sie ganz sachlich, was dagegen hilft.

Planungs-Übung:

● Nehmen Sie nochmals die Liste der letzten Übung zur Hand, und schreiben Sie alle Körpereigenschaften, die Ihnen nicht gefallen, auf ein großes Blatt. Überlegen Sie sich dann, ob und wie Sie diese kleinen Fehler Ihres Körpers in den Griff kriegen könnten. Den Bauchansatz bekommen Sie mit mehr Fitneß und weniger Fett weg. Eine schönere Haut erhalten Sie eventuell durch etwas mehr Schlaf. Und bei spitzen Knien, kurzen Beinen oder flachem Busen sollten Sie sich bewußt werden, daß Schönheit nichts mit Makellosigkeit zu tun hat. All das schreiben Sie in eine zweite Spalte daneben.

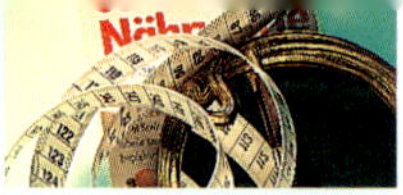

- Was Sie konkret tun – das Abo fürs Sportstudio, den Entspannungstag einmal im Monat, oder anstelle der fetten Kantinenmenüs häufiger zu Hause kochen – all das schreiben Sie in eine weitere Spalte.
- Überlegen Sie sich danach, was Sie wirklich in Ihrem Alltag verwirklichen können, und setzen Sie sich einen definitiven Termin, wann Sie beispielsweise mit dem Fitneßkurs beginnen wollen oder sich ein paar Entschlackungstage zum Abnehmen und Streßabbau gönnen. Schreiben Sie auch diese Termine in Ihre Tabelle. Und stecken Sie diese Tabelle in Ihren Tagesplaner oder Taschenkalender, damit aus den Plänen möglichst bald Realität wird.

Mit diesem Plan bestimmen Sie, ob und wieviel Sie abnehmen wollen, ob Sie straffere oder weichere Muskeln wünschen und ob Sie mit Sonne, Solarium oder Selbstbräunungscreme einen dunkleren Teint erzielen möchten.
So machen Sie sich nicht zur Wachsfigur, die sich je nach Schönheitsideal ändern läßt. Ihr Ziel sollte ja nicht sein, so auszusehen wie das muskelbepackte Model in der Herren-Kosmetik-Anzeige oder die Titelbildschönheit eines Modemagazins. Ziel ist allein, daß Sie sich in Ihrer Haut wohlfühlen, Spaß an Ihrem Körper haben und ihn gerne zeigen. Dazu brauchen Sie nicht unbedingt eine Traumfigur.

TIP

Wenn Sie unsicher sind, welche Kleidung und welche Farben Ihnen stehen, kann Ihnen eine Farb- oder Typberatung weiterhelfen. So werden Sie selbstbewußter zu »Ihren« Farben greifen und sich typgerechter schminken.

Schon morgens das Selbstbewußtsein heben

Eine weitere »Übung«, die Sie eigentlich alle kennen, wird Ihnen helfen, sich selbst und Ihren Körper noch leichter zu akzeptieren. Stehen Sie einfach zehn Minuten früher auf, und gönnen Sie sich etwas mehr Muße im Bad und beim Anziehen. Cremen Sie sich nach dem Duschen mit einer duftenden Hautcreme ein. Schminken bzw. rasieren Sie sich sorgfältig, leisten Sie sich ein paar Tropfen Parfüm oder gutes Rasierwasser, und suchen Sie dann ganz in Ruhe Ihre Kleidung für den Tag aus. Sie verwöhnen sich schon am frühen Morgen und gehen mit dem guten Gefühl aus dem Haus, attraktiv zu sein. Haben Sie Freude an dieser kleinen morgendlichen Zeremonie, mit der Sie jeden Tag etwas für Ihr Aussehen tun.
Das klappt allerdings nur, wenn Sie Ihren Körper mögen.

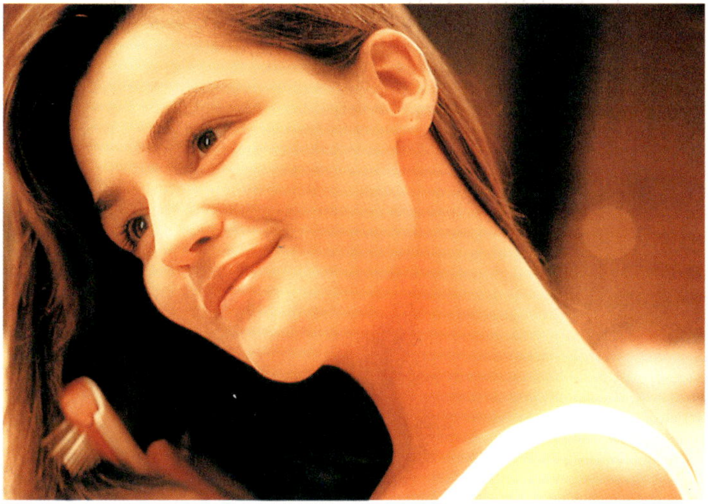

Pflegen Sie sich und Ihren Körper. Auch damit gewinnen Sie mehr Ausstrahlung und Attraktivität.

Abschied vom Schlankheitsmythos

Abnehmen, seine Ernährung ändern, mehr Gymnastik und Sport treiben, all das erfordert Energie. Deshalb sollten Sie sich vorher überlegen, was Sie mit dem Abnehmen erreichen möchten. Je bewußter Sie sich sind, warum Sie das alles auf sich nehmen, desto motivierter werden Sie Ihr Ziel in Angriff nehmen. Seien Sie auch ehrlich zu sich selbst: Manche Ziele werden Sie allein mit einem schlankeren Körper nicht erreichen. Zwar gibt es genügend Statistiken, die nachweisen, daß es schlanke Menschen leichter im Leben haben, ja sogar die besseren Jobs kriegen. Eine Untersuchung aus den USA will sogar herausgefunden haben, daß dicke Manager ihr Übergewicht teuer bezahlen: Sie bekommen die schlechter dotierten Stellen und büßen pro Pfund Übergewicht 1000 Dollar Jahresgehalt ein. Erwarten Sie sich trotzdem nicht zuviel vom Abnehmen. Denn selbst 10 Pfund weniger machen weder den Job noch den Partner interessanter. Wenn sich solche Hoffnungen hinter dem Abnehmen verbergen, kommt leicht Frust auf, und dann sind die verlorenen Kilos schnell wieder auf den Hüften.

TIP

Denken Sie einmal zurück, wann Ihre Gewichtsprobleme zum ersten Mal deutlich wurden. Welche Probleme hatten Sie damals? Waren Sie besonderen Belastungen ausgeliefert? Wenn Sie erkennen, warum Sie damals zugenommen haben, können Sie bewußter die versteckten Ursachen Ihres Übergewichtes aus dem Weg räumen.

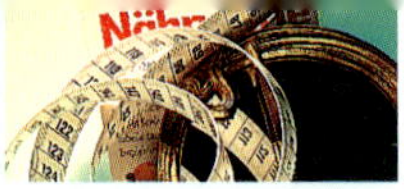

Übergewichtige haben's doppelt schwer

Gerade Übergewichtige neigen dazu, alles in sich hineinzufressen. Gibt's Ärger im Büro, klappt's mit dem Partner nicht, oder machen die Kinder Probleme – Übergewichtige fühlen sich über die Maßen schuldig. Sie gehen auf die Suche nach eigenen Fehlern, ohne zu schauen, ob nicht auch andere zu den Problemen beigetragen haben. Und wenn keine objektiven Fehler gefunden werden, scheint so gut wie sicher zu sein, daß das Übergewicht die Schuld trägt, wenn der Chef häufig sauer reagiert, der Partner schlecht gelaunt ist und die Kinder zu Nervensägen werden. Übergewichtige haben nicht nur mehr Kilos zu tragen, sondern schleppen oft auch mehr Schuldgefühle mit sich herum. Wer mit dem Schlankwerden nicht gleichzeitig auch lernt, offensiver zu reagieren, nein zu sagen und seine eigenen Interessen durchzusetzen, wird allein mit einer schlanken Linie noch keine Probleme lösen. Allerdings: Wer schlanker und attraktiver wirkt, der hat es leichter, selbstbewußt aufzutreten. Wer äußerlich dem Ideal am nächsten kommt, den findet man nicht nur sympathischer, in der Regel traut man ihm auch mehr zu, findet ihn intelligenter und schätzt ihn als leistungsfähig und kreativ ein. Man muß sich als Idealgewichtiger nicht erst Anerkennung schaffen, sondern ist von vornherein beliebt. Mit so viel Vorschußlorbeeren bedacht, fällt es nicht schwer, Selbstbewußtsein zu entwickeln, sich zu engagieren und Erfolge zu verbuchen. Achten Sie darauf, daß Sie auf Ihrem Weg zur schlanken Linie auch ganz bewußt etwas für Ihr Selbstbewußtsein tun (dazu mehr ab Seite 15). Erst dann werden Sie auch innerlich nicht mehr alles in sich hineinschlingen, sondern »mental entschlacken«.

Tip

Bekommen Sie selten ein Lob oder Kompliment? Auch wenn's schwer fällt: Fangen Sie selbst damit an. Sie werden schnell merken, daß Ihre ehrlich geäußerte Meinung überzeugt und Sie und Ihr Urteil stärker gefragt sind als zuvor.

Ziele festlegen und Strategien entwerfen

Schreiben Sie sich am besten in einer ruhigen Stunde einmal auf, was Sie alles mit dem Abnehmen bezwecken wollen: Möchten Sie beweglicher sein, mehr Freunde gewinnen, oder hoffen Sie auf eine glücklichere Partnerschaft? Bei all dem kann Ihnen das Abnehmen zwar mehr oder weniger helfen, wirklich erreichen werden Sie Ihr Ziel aber erst durch eigene Initiative. Schreiben Sie sich am besten dazu,

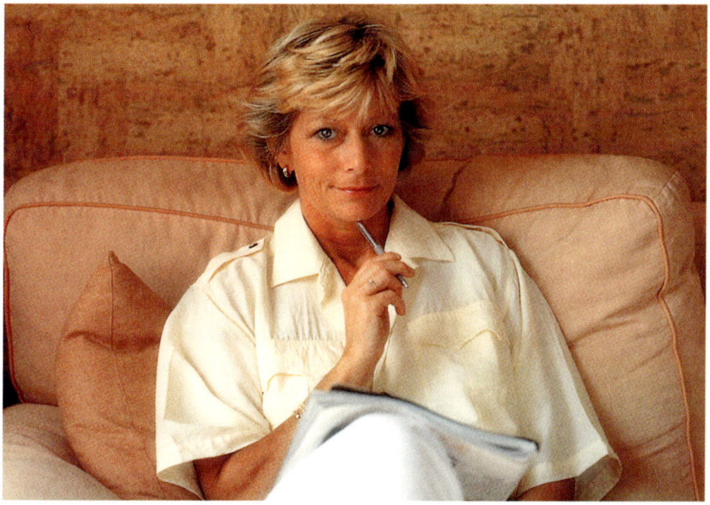

Schreiben Sie auf, was Sie mit dem Abnehmen erreichen möchten, und wie Sie zu diesen Zielen gelangen können.

warum ein schönerer Körper Ihrer Meinung nach für Ihre Ziele nützlich ist – und notieren Sie sich, was Sie ansonsten unternehmen wollen, um diese Ziele zu erreichen: Beweglicher werden Sie schon, wenn Sie regelmäßig zum Schwimmen gehen. Klar, daß Sie dazu mit etwas weniger Bauch mehr Lust haben. Ob aber eine gute Figur auch Amors Pfeile in die richtige Richtung lenkt? Hier muß zum Abnehmen der Mut hinzukommen, auf Leute zuzugehen. Oder Sie müssen sich mehr Zeit nehmen, sich mit Freunden zu treffen.

Steigern Sie Ihr Selbstwertgefühl

Egal, ob Sie Amors Zielscheibe werden wollen oder Ihnen das Abnehmen allein dazu dienen soll, sich wohler zu fühlen. Ein glatter Fehlschuß ist Ihnen sicher, wenn Sie meinen, daß sich Ihr demontiertes Selbstwertgefühl von selbst aufbaut, wenn Sie Kilos abbauen. Sie wollen anerkannt sein, das Interesse anderer auf sich lenken und so angenommen werden, wie Sie sind. Vielen Menschen mit Gewichtsproblemen fällt das schwer, weil Sie seit Jahren keine Chance hatten, ein ganz normales Selbstwertgefühl zu entwickeln. Abnehmen alleine wird Ihnen dabei nur ansatzweise helfen.

Haben Sie keine Scheu davor, sich selbst zu loben, weil Sie meinen, das sei arrogant. Denn erst wer sich seiner Stärken sicher ist, gewinnt auch die Stärke, eigene Schwächen und die Pluspunkte der anderen anzuerkennen.

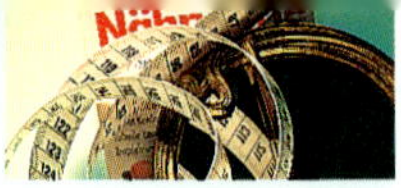

Diäten zerstören das Selbstwertgefühl

Wenn Sie jetzt eine Diät machen, entziehen Sie Ihrem Körper etwas, womit Sie sich bislang immer getröstet haben: Genuß. Verzichten Sie auf Genuß, vermitteln Sie Ihrem Körper: Ich bestrafe dich dafür, daß du zu dick bist. Und Ihr Selbstwertgefühl leidet noch stärker. Kein Wunder, daß Diäten so nicht helfen. Und wenn dann der Diäterfolg ausbleibt oder gar die Diät abgebrochen wird, weil sie einfach zu radikal war, der Magen rebellierte und die Seele nach Süßem verlangte, ist mal wieder bewiesen: Man hat versagt. So zerstören Diäten das Selbstwertgefühl. Doch gerade Übergewichtige müssen lernen, ja zu sich zu sagen, sich mit ihren Schwächen anzunehmen.

Üben Sie sich im Eigenlob

Sie kennen bereits die Übung auf Seite 10, bei der Sie alle positiven und negativen Seiten Ihres Körpers genau notiert haben. Jetzt achten Sie mal nicht auf die äußeren Vor- und Nachteile, sondern konzentrieren Sie sich auf andere Eigenschaften: Ihre Pünktlichkeit, Ihren Humor, Ihre Sensibilität, Ihre Hilfsbereitschaft und vieles mehr. Finden Sie mindestens dreißig positive Merkmale. Und wenn Sie etwas entdecken, das Sie als schlechte Charaktereigenschaft einschätzen, versuchen Sie, es auch mal von einer anderen Seite zu sehen: Sind Sie leicht erregt, dann kann das auch Spontaneität sein. Oder eine phlegmatische Art läßt sich durchaus auch als ruhiger, gelassener und ausgleichender Charakter darstellen. Stellen Sie sich in ein positives Licht. Heben Sie sich innerlich ruhig einmal auf ein Podest – wären Sie schlanker und würden besser ins derzeitige Schönheitsbild passen, würden es andere, ohne lange zu überlegen, für Sie tun. Dann dürfen Sie sich in diesem Fall auch selbst auf die Schulter klopfen.

Viele Frauenzeitschriften überschlagen sich bei ihren Diäten mit überhöhten Abnehmversprechen. Fallen Sie nicht darauf herein. Je mehr Hoffnungen geweckt werden, desto besser verkauft sich die Zeitschrift. Doch mit den Versprechungen wächst die Enttäuschung, wenn die Diät nicht das erfüllt, was sie verspricht.

Test: Eigenbild und Realität

Unten sehen Sie jeweils neun Frauen- und Männer-Gewichtstypen. Überlegen Sie nicht lange, und ordnen Sie sich einem der Gewichtstypen zu. Jetzt lesen Sie unten auf der Seite, mit welcher Konfektionsgröße Sie sich welchem Typ hätten zuordnen müssen. Haben Sie sich auch dicker eingeschätzt, als Sie in Wirklichkeit sind? Große Untersuchungen haben ergeben, daß Frauen oft ein völlig falsches Bild von sich haben. Sie glauben, dicker zu sein, als sie sind. Fast die Hälfte aller Frauen ordnete sich optisch den fünf schwersten Gewichtstypen zu, obgleich nur ein Viertel dieser Frauen wirklich dort hineingehörte. Ohnehin sehen Frauen ihren eigenen Körper sehr viel kritischer und finden sehr schlanke Frauentypen häufig attraktiver, als dies Männer tun. Besonders junge Frauen wollen schlanker werden, 90 Prozent träumen von einer besseren Figur.

Gewichtstypen

Ordnen Sie sich einem der neun Typen zu. Überprüfen Sie dann, welche Kleidergröße den einzelnen Typen zugeordnet wird (Testauflösung finden Sie unten auf dem Kopf stehend). Daran erkennen Sie, ob Sie sich zu dünn, gerade richtig oder zu dick eingeschätzt haben.

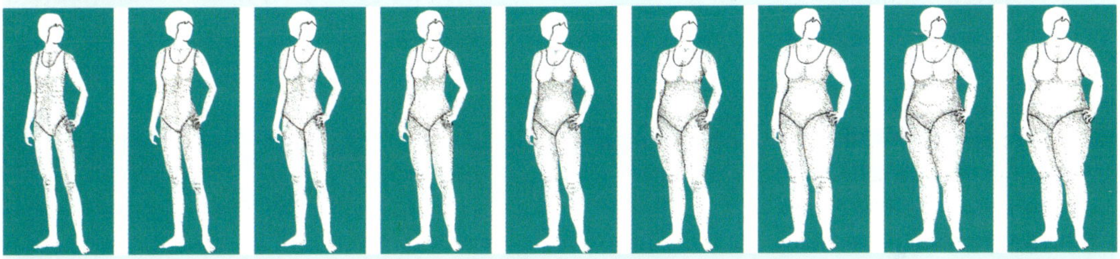

F1 F2 F3 F4 F5 F6 F7 F8 F9

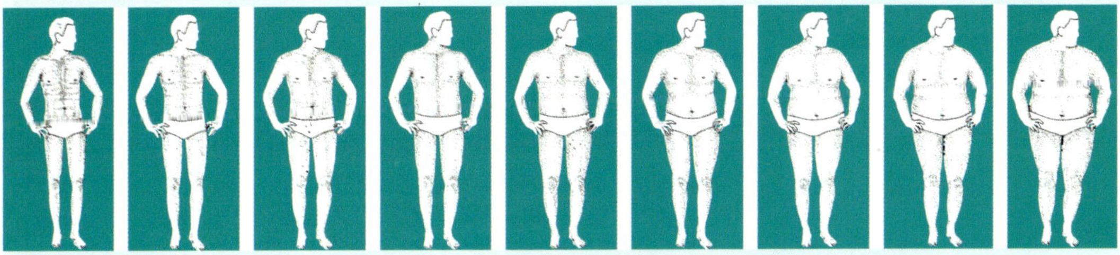

M1 M2 M3 M4 M5 M6 M7 M8 M9

Testauflösung

F1 = Größe 34; F2 = Größe 36; F3 = Größe 38; F4 = Größe 40; F5 = Größe 42; F6 = Größe 44; F7 = Größe 46; F8 = Größe 48; F9 = Größe 50;
M1 = Größe 44; M2 = Größe 46; M3 = Größe 48; M4 = Größe 50; M5 = Größe 52; M6 = Größe 54; M7 = Größe 27; M = Größe 28; M9 = Größe 29

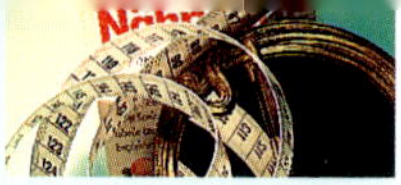

Erst Maß nehmen, dann abnehmen

Rauf auf die Waage, das Maßband zur Hand und alles in den Taschenrechner getippt: Mit einigen Formeln können Sie ermitteln, ob Ihr Gewicht zu Ihrer Größe paßt und wieviel Sie in Ihrem Alter wiegen dürften. Selbst ob Ihr Körper das Fett an günstigen oder ungünstigen Stellen speichert, läßt sich nachmessen. All diese Formeln liefern jedoch nur Durchschnittswerte für Durchschnittsmenschen. Individuelle Unterschiede werden nicht berücksichtigt. Grund genug, all diese Angaben nur als Richtlinie zu betrachten.

Gängige Gewichtsformel gehört ins Museum

Die Broca-Formel: Normalgewicht = Größe (in cm) - 100 ist so populär, weil sie so einfach ist – doch für viele Menschen falsch und längst überholt. Kaum ein angesehener Wissenschaftler rechnet noch mit ihr.

Daß eine einzige Formel nicht jedem Körper und jedem Menschen gerecht werden kann, zeigt die Broca-Formel sehr gut. Unter all den Berechnungsformeln für das ideale Gewicht ist sie die bekannteste – aber inzwischen völlig überholt. Bereits vor über 100 Jahren hat der französische Arzt Paul Broca diese Formel festgelegt. Weil jeder danach leicht sein Normalgewicht berechnen kann, wurde diese Formel populär. Sie müssen von Ihrer Größe in Zentimetern einfach 100 abziehen. Dann erhalten Sie Ihr Normalgewicht in Kilogramm.

In den vierziger und fünfziger Jahren haben amerikanische Lebensversicherungen dann die Broca-Formel weiterentwickelt und das Idealgewicht berechnet. Mit diesem Idealgewicht – so meinte man damals – erreicht jeder die höchstmögliche Lebenserwartung. Um auf das Idealgewicht zu kommen, muß der Mann vom Broca-Normalgewicht noch 10 Prozent abziehen. Für Frauen wurde das Idealziel etwas höher gesteckt, weil sie meist leichtere Knochen und weniger Muskeln haben als Männer. Sie müssen 15 Prozent vom Normalgewicht subtrahieren. Insbesondere kleine Frauen erreichen dieses angebliche Idealgewicht nur mit großer Mühe.

Idealgewicht: möglicher Einstieg in die Magersucht

Eine Frau mit 175 Zentimetern hat mit 75 Kilo nach der Broca-Formel ihr Normalgewicht und erreicht ihr Ideal erst ab genau 63 Kilo und 750 Gramm. Für kleine Menschen kann dieses errechnete Idealgewicht der Einstieg in die Magersucht sein. Eine 160 cm große Frau muß das Gewicht von 51 Kilo erreichen, will sie ihrem angeblichen Ideal

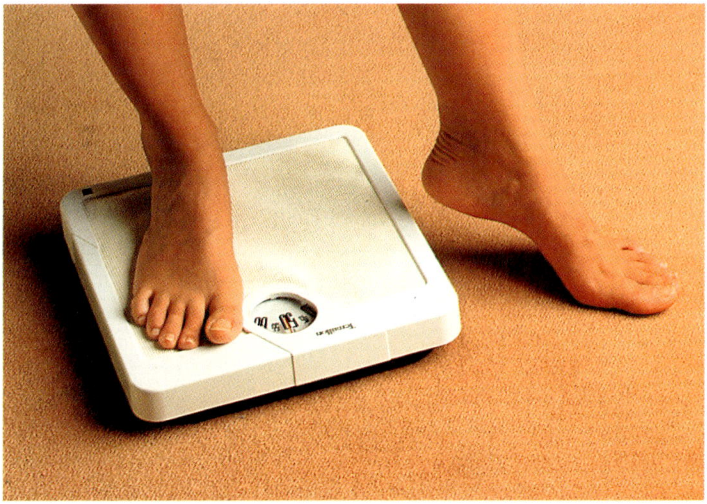

Wollen Sie Ihren Gewichtsverlauf kontrollieren, reicht es aus, wenn Sie sich zweimal pro Woche wiegen.

entsprechen. Daß die Broca-Formel und das davon abgeleitete Idealgewicht nicht dazu taugen, die wirkliche Lebenserwartung zu bestimmen, haben zwar die Versicherungen irgendwann gemerkt. Doch Diät-Enthusiasten sind Broca-Formel und Idealgewicht treu geblieben und quälen seitdem Millionen von Menschen in ein überflüssiges Gewichtskorsett. Am besten, Sie betrachten die Broca-Formel nur als einen Anhaltspunkt und auch nur, wenn Sie zwischen 160 und 190 cm groß sind. Das sogenannte Idealgewicht sollten Sie allerdings ganz vergessen. Mediziner und Ernährungswissenschaftler halten es schon seit Jahren für völlig unsinnig, daß jeder ein solch niedriges Gewicht erreichen soll.

TIP

Wiegen Sie sich regelmäßig? Dann sollten Sie es auch immer zur gleichen Zeit tun – am besten nach der Morgentoilette. Wenn Sie immer unter den gleichen Bedingungen auf die Waage steigen, können Sie Ihre Gewichtsveränderungen besser vergleichen. Immerhin kann Ihr Gewicht während eines Tages um etwa 1 Kilo schwanken.

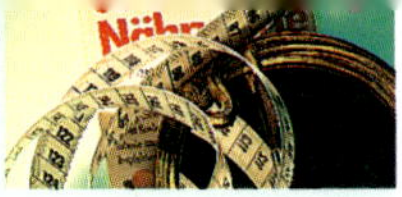

Die moderne Körper-Formel: Body-Mass-Index

Damit kleine Menschen nicht benachteiligt und große nicht im Vorteil sind, wird heute von Medizinern und Ernährungswissenschaftlern fast nur noch mit dem Body-Mass-Index gerechnet, um das Über- und Untergewicht zu bestimmen. Wollen Sie Ihren Body-Mass-Index ermitteln, greifen Sie am besten zum Taschenrechner. Weil der Body-Mass-Index (kurz BMI) selbst für Kopfrechner nicht schnell zu ermitteln ist, wurde der BMI auch nie so bekannt wie die Broca-Formel. Beim Body-Mass-Index (BMI) müssen Sie Ihre Größe in Metern (nicht in Zentimetern!) mit sich selbst multiplizieren, also das Quadrat errechnen. Durch diesen Wert teilen Sie dann Ihr Gewicht, ausgedrückt in Kilogramm. So erhalten Sie Ihren persönliche BMI. Als Beispiel nehmen wir eine Frau mit 165 cm Größe und einem Gewicht von 65 Kilo. Das Gewicht muß man durch 1,65 x 1,65 (also etwas mehr als 2,7) teilen und kommt dann auf den Wert von rund 23,9. Um Ihnen diese Rechnerei zu ersparen, sehen Sie auf den nächsten beiden Doppelseiten zwei große BMI-Grafiken. Es gibt zwei, weil das Ergebnis der Body-Mass-Index-Berechnung bei Frauen und Männern unterschiedlich beurteilt wird. Der Umgang mit den beiden Grafiken ist jeweils völlig gleich.

Die BMI-Formel: $\frac{\text{Gewicht (kg)}}{\text{Größe (m)}^2}$ sorgt vor allem bei Menschen mit einer Größe unter 1,60 Metern für angenehme Überraschungen: Viele von ihnen gehören nach der alten Broca-Formel zu den Übergewichtigen, können sich aber nach der BMI-Formel zu den Normalgewichtigen zählen.

Ältere dürfen mehr wiegen – muskulöse Menschen auch

Amerikanische Versichungsgesellschaften berücksichtigen beim BMI nicht das Geschlecht, sondern das Alter. Danach dürfen ältere Menschen schwerer sein als jüngere: Die akzeptablen BMI-Werte zeigt die Tabelle auf Seite 21 oben. Leider macht der BMI noch keinen Unterschied zwischen Kilogramm Fett und Kilogramm Muskel. Beispielsweise wird ein Body-Builder mit durchtrainiertem Körper und schwellenden Muskelpaketen mit Sicherheit als übergewichtig »berechnet« werden, auch wenn er kein Gramm überflüssiges Fett mit sich herumträgt. Deshalb bestimmen manche Ärzte mit aufwendigen Untersuchungsmethoden den Anteil von Fett, Muskeln und Flüssigkeit im Körper. Erst dadurch wird deutlich, wie sehr jemand wirklich übergewichtig ist.

BMI-Tabelle

Altersgruppe	akzeptabler BMI
19 - 24	19 - 24
25- 34	20 - 25
35 - 44	21 - 26
45 - 54	22 - 27
55 - 64	23 - 28
ab 65	24 - 29

Ältere Menschen dürfen aufatmen: Mit den Jahren steigt nach neuesten Berechnungen amerikanischer Versicherungsgesellschaften auch der akzeptierte Body-Mass-Index (BMI) an.

Gewicht im Lot?

Bestimmen Sie Ihren Body-Mass-Index, ohne lange zu rechnen:

In den Tabellen ab Seite 22 finden Sie oben die Angaben zum Körpergewicht, an der Seite die zur Körpergröße. Ziehen Sie jeweils für Ihre Maße einen senkrechten bzw. waagerechten Strich. Im Schnittpunkt ist Ihre BMI-Zahl angegeben. Diese Grafiken gelten für Personen zwischen 25 und 34 Jahren. Sind Sie jünger, verschieben sich die Bereiche etwas nach unten, während ältere Menschen eine höhere BMI-Zahl erreichen dürfen (s. Tabelle oben).

- **Gelber Bereich:** Achtung, Untergewicht! Nicht weiter abnehmen, bei einem BMI unter 18 zunehmen!
- **Blauer Bereich:** Super! Normalgewicht, so soll es sein.
- **Brauner Bereich:** Achtung Übergewicht! Gewicht unbedingt halten und langsam abnehmen.
- **Roter Bereich:** Arztbesuch notwendig! Unbedingt abnehmen!

TIP

Aus der Formel für den Body-Mass-Index läßt sich nicht direkt ablesen, wieviel Sie abnehmen müssen, um zu einem akzeptablen BMI zu gelangen. Auch hierbei helfen Ihnen die Grafiken ab Seite 22: Dort, wo Sie mit Ihrer Körpergröße (waagerechte Linie) im blauen Bereich liegen, können Sie oben an der Grafik das Gewicht ablesen, das für Sie aus gesundheitlichen Gründen optimal wäre.

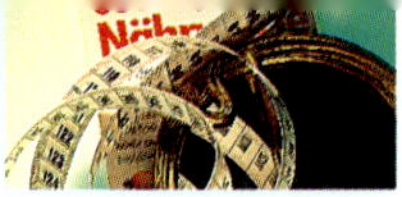

BMI- Grafik für Frauen

m/kg	50	51	52	53	54	55	56	57	58	59	60	61	62	63	64	65	66	67	68	69	70	71	72	73	74	75	76	77	78	79	80
1,50	22	23	23	24	24	24	25	25	26	26	27	27	28	28	28	29	29	30	30	31	31	32	32	32	33	33	34	34	35	35	36
1,51	22	22	23	23	24	24	25	25	25	26	26	27	27	28	28	29	29	29	30	30	31	31	32	32	32	33	33	34	34	35	35
1,52	22	22	23	23	23	24	24	25	25	26	26	26	27	27	28	28	29	29	29	30	30	31	31	32	32	32	33	33	34	34	35
1,53	21	22	22	23	23	23	24	24	25	25	26	26	26	27	27	28	28	29	29	29	30	30	31	31	32	32	32	33	33	34	34
1,54	21	22	22	22	23	23	24	24	24	25	25	26	26	27	27	27	28	28	29	29	30	30	30	31	31	32	32	32	33	33	34
1,55	21	21	22	22	22	23	23	24	24	25	25	25	26	26	27	27	27	28	28	29	29	30	30	30	31	31	32	32	32	33	33
1,56	21	21	21	22	22	23	23	23	24	24	25	25	25	26	26	27	27	28	28	28	29	29	30	30	30	31	31	32	32	32	33
1,57	20	21	21	22	22	22	23	23	24	24	24	25	25	26	26	26	27	27	28	28	28	29	29	30	30	30	31	31	32	32	32
1,58	20	20	21	21	22	22	22	23	23	24	24	24	25	25	26	26	26	27	27	28	28	28	29	29	30	30	30	31	31	32	32
1,59	20	20	21	21	21	22	22	23	23	23	24	24	25	25	25	26	26	27	27	27	28	28	28	29	29	30	30	30	31	31	32
1,60	20	20	20	21	21	21	22	22	23	23	23	24	24	25	25	25	26	26	27	27	27	28	28	29	29	29	30	30	30	31	31
1,61	19	20	20	20	21	21	22	22	22	23	23	24	24	24	25	25	25	26	26	27	27	27	28	28	29	29	29	30	30	30	31
1,62	19	19	20	20	21	21	21	22	22	22	23	23	24	24	24	25	25	26	26	26	27	27	27	28	28	29	29	29	30	30	30
1,63	19	19	20	20	20	21	21	21	22	22	23	23	23	24	24	24	25	25	26	26	26	27	27	27	28	28	29	29	29	30	30
1,64	19	19	19	20	20	20	21	21	22	22	22	23	23	23	24	24	25	25	25	26	26	26	27	27	28	28	28	29	29	29	30
1,65	18	19	19	19	20	20	21	21	21	22	22	22	23	23	24	24	24	25	25	25	26	26	26	27	27	28	28	28	29	29	29
1,66	18	19	19	19	20	20	20	21	21	21	22	22	22	23	23	24	24	24	25	25	25	26	26	26	27	27	28	28	28	29	29
1,67	18	18	19	19	19	20	20	20	21	21	22	22	22	23	23	23	24	24	24	25	25	25	26	26	27	27	27	28	28	28	29
1,68	18	18	18	19	19	19	20	20	21	21	21	22	22	22	23	23	23	24	24	24	25	25	26	26	26	27	27	27	28	28	28
1,69	18	18	18	19	19	19	20	20	20	21	21	21	22	22	22	23	23	23	24	24	25	25	25	26	26	26	27	27	27	28	28
1,70	17	18	18	18	19	19	19	20	20	20	21	21	21	22	22	22	23	23	24	24	24	25	25	25	26	26	26	27	27	27	28
1,71	17	17	18	18	18	19	19	19	20	20	21	21	21	22	22	22	23	23	23	24	24	24	25	25	25	26	26	26	27	27	27
1,72	17	17	18	18	18	19	19	19	20	20	20	21	21	21	22	22	22	23	23	23	24	24	24	25	25	25	26	26	26	27	27
1,73	17	17	17	18	18	18	19	19	19	20	20	20	21	21	21	22	22	22	23	23	23	24	24	24	25	25	25	26	26	26	27
1,74	17	17	17	18	18	18	18	19	19	19	20	20	20	21	21	21	22	22	22	23	23	23	24	24	24	25	25	25	26	26	26
1,75	16	17	17	17	18	18	18	19	19	19	20	20	20	21	21	21	22	22	22	23	23	23	24	24	24	24	25	25	25	26	26
1,76	16	16	17	17	17	18	18	18	19	19	19	20	20	20	21	21	21	22	22	22	23	23	23	24	24	24	25	25	25	26	26
1,77	16	16	17	17	17	18	18	18	19	19	19	19	20	20	20	21	21	21	22	22	22	23	23	23	24	24	24	25	25	25	26
1,78	16	16	16	17	17	17	18	18	18	19	19	19	20	20	20	21	21	21	21	22	22	22	23	23	23	24	24	24	25	25	25
1,79	16	16	16	17	17	17	17	18	18	18	19	19	19	20	20	20	21	21	21	22	22	22	22	23	23	23	24	24	24	25	25
1,80	15	16	16	16	17	17	17	18	18	18	19	19	19	19	20	20	20	21	21	21	22	22	22	23	23	23	23	24	24	24	25
1,81	15	16	16	16	16	17	17	17	18	18	18	19	19	19	20	20	20	20	21	21	21	22	22	22	23	23	23	24	24	24	24
1,82	15	15	16	16	16	17	17	17	18	18	18	18	19	19	19	20	20	20	21	21	21	21	22	22	22	23	23	23	24	24	24
1,83	15	15	16	16	16	16	17	17	17	18	18	18	19	19	19	19	20	20	20	21	21	21	21	22	22	22	23	23	23	24	24
1,84	15	15	15	16	16	16	17	17	17	17	18	18	18	19	19	19	19	20	20	20	21	21	21	22	22	22	22	23	23	23	24
1,85	15	15	15	15	16	16	16	17	17	17	18	18	18	18	19	19	19	20	20	20	20	21	21	21	22	22	22	22	23	23	23
1,86	14	15	15	15	16	16	16	16	17	17	17	18	18	18	18	19	19	19	20	20	20	21	21	21	21	22	22	22	23	23	23
1,87	14	15	15	15	15	16	16	16	17	17	17	17	18	18	18	19	19	19	19	20	20	20	21	21	21	21	22	22	22	23	23
1,88	14	14	15	15	15	16	16	16	16	17	17	17	18	18	18	18	19	19	19	20	20	20	20	21	21	21	22	22	22	22	23
1,89	14	14	15	15	15	15	16	16	16	17	17	17	17	18	18	18	18	19	19	19	20	20	20	20	21	21	21	22	22	22	22
1,90	14	14	14	15	15	15	16	16	16	16	17	17	17	17	18	18	18	19	19	19	19	20	20	20	20	21	21	21	22	22	22
1,91	14	14	14	15	15	15	15	16	16	16	16	17	17	17	18	18	18	18	19	19	19	19	20	20	20	21	21	21	21	22	22
1,92	14	14	14	14	15	15	15	15	16	16	16	17	17	17	17	18	18	18	18	19	19	19	20	20	20	20	21	21	21	21	22
1,93	13	14	14	14	14	15	15	15	16	16	16	16	17	17	17	17	18	18	18	19	19	19	19	20	20	20	20	21	21	21	21
1,94	13	14	14	14	14	15	15	15	15	16	16	16	16	17	17	17	18	18	18	18	19	19	19	19	20	20	20	20	21	21	21
1,95	13	13	14	14	14	14	15	15	15	16	16	16	16	17	17	17	17	18	18	18	18	19	19	19	19	20	20	20	21	21	21
1,96	13	13	14	14	14	14	15	15	15	15	16	16	16	16	17	17	17	17	18	18	18	18	19	19	19	20	20	20	20	21	21
1,97	13	13	13	14	14	14	14	15	15	15	15	16	16	16	16	17	17	17	18	18	18	18	19	19	19	19	20	20	20	20	21
1,98	13	13	13	14	14	14	14	15	15	15	15	16	16	16	16	17	17	17	17	18	18	18	18	19	19	19	19	20	20	20	20
1,99	13	13	13	13	14	14	14	14	15	15	15	15	16	16	16	16	17	17	17	17	18	18	18	18	19	19	19	19	20	20	20

(Erläuterung der Grafik auf Seite 21 unten)

BMI- Grafik für Frauen

m/kg	81	82	83	84	85	86	87	88	89	90	91	92	93	94	95	96	97	98	99	100	101	102	103	104	105	106	107	108	109	110	111
1,50	36	36	37	37	38	38	39	39	40	40	40	41	41	42	42	43	43	44	44	44	45	45	46	46	47	47	48	48	48	49	49
1,51	36	36	36	37	37	38	38	39	39	39	40	40	41	41	42	42	43	43	43	44	44	45	45	46	46	46	47	47	48	48	49
1,52	35	35	36	36	37	37	38	38	39	39	39	40	40	41	41	42	42	42	43	43	44	44	45	45	45	46	46	47	47	48	48
1,53	35	35	35	36	36	37	37	38	38	38	39	39	40	40	41	41	41	42	42	43	43	44	44	44	45	45	46	46	47	47	47
1,54	34	35	35	35	36	36	37	37	38	38	38	39	39	40	40	40	41	41	42	42	43	43	43	44	44	45	45	46	46	46	47
1,55	34	34	35	35	35	36	36	37	37	37	38	38	39	39	40	40	40	41	41	42	42	42	43	43	44	44	45	45	45	46	46
1,56	33	34	34	35	35	35	36	36	37	37	37	38	38	39	39	39	40	40	41	41	42	42	42	43	43	44	44	44	45	45	46
1,57	33	33	34	34	34	35	35	36	36	37	37	37	38	38	39	39	39	40	40	41	41	41	42	42	43	43	43	44	44	45	45
1,58	32	33	33	34	34	34	35	35	36	36	36	37	37	38	38	38	39	39	40	40	40	41	41	42	42	42	43	43	44	44	44
1,59	32	32	33	33	34	34	34	35	35	36	36	36	37	37	38	38	38	39	39	40	40	40	41	41	42	42	42	43	43	44	44
1,60	32	32	32	33	33	34	34	34	35	35	36	36	36	37	37	38	38	38	39	39	39	40	40	41	41	41	42	42	43	43	43
1,61	31	32	32	32	33	33	34	34	34	35	35	35	36	36	37	37	37	38	38	39	39	39	40	40	41	41	41	42	42	42	43
1,62	31	31	32	32	32	33	33	34	34	34	35	35	35	36	36	37	37	37	38	38	38	39	39	40	40	40	41	41	42	42	42
1,63	30	31	31	32	32	32	33	33	33	34	34	35	35	35	36	36	37	37	37	38	38	38	39	39	40	40	40	41	41	41	42
1,64	30	30	31	31	32	32	32	33	33	33	34	34	35	35	35	36	36	36	37	37	38	38	38	39	39	39	40	40	41	41	41
1,65	30	30	30	31	31	32	32	32	33	33	33	34	34	35	35	35	36	36	36	37	37	37	38	38	39	39	39	40	40	40	41
1,66	29	30	30	30	31	31	32	32	32	33	33	33	34	34	34	35	35	36	36	36	37	37	37	38	38	38	39	39	40	40	40
1,67	29	29	30	30	30	31	31	32	32	32	33	33	33	34	34	34	35	35	35	36	36	37	37	37	38	38	38	39	39	39	40
1,68	29	29	29	30	30	30	31	31	32	32	32	33	33	33	34	34	34	35	35	35	36	36	36	37	37	38	38	38	39	39	39
1,69	28	29	29	29	30	30	30	31	31	32	32	32	33	33	33	34	34	34	35	35	35	36	36	36	37	37	37	38	38	39	39
1,70	28	28	29	29	29	30	30	30	31	31	31	32	32	33	33	33	34	34	34	35	35	35	36	36	36	37	37	37	38	38	38
1,71	28	28	28	29	29	29	30	30	30	31	31	31	32	32	32	33	33	34	34	34	35	35	35	36	36	36	37	37	37	38	38
1,72	27	28	28	28	29	29	29	30	30	30	31	31	31	32	32	32	33	33	33	34	34	34	35	35	35	36	36	37	37	37	38
1,73	27	27	28	28	28	29	29	29	30	30	30	31	31	31	32	32	32	33	33	33	34	34	34	35	35	35	36	36	36	37	37
1,74	27	27	27	28	28	28	29	29	29	30	30	30	31	31	31	32	32	32	33	33	33	34	34	34	35	35	35	36	36	36	37
1,75	26	27	27	27	28	28	28	29	29	29	30	30	30	31	31	31	32	32	32	33	33	33	34	34	34	35	35	35	36	36	36
1,76	26	26	27	27	27	28	28	28	29	29	29	30	30	30	31	31	31	32	32	32	33	33	33	34	34	34	35	35	35	36	36
1,77	26	26	26	27	27	27	28	28	28	29	29	29	30	30	30	31	31	31	32	32	32	33	33	33	34	34	34	34	35	35	35
1,78	26	26	26	27	27	27	27	28	28	28	29	29	29	30	30	30	31	31	31	32	32	32	33	33	33	33	34	34	34	35	35
1,79	25	26	26	26	27	27	27	27	28	28	28	29	29	29	30	30	30	31	31	31	32	32	32	32	33	33	33	34	34	34	35
1,80	25	25	26	26	26	27	27	27	27	28	28	28	29	29	29	30	30	30	31	31	31	31	32	32	32	33	33	33	34	34	34
1,81	25	25	25	26	26	26	27	27	27	27	28	28	28	29	29	29	30	30	30	31	31	31	31	32	32	32	33	33	33	34	34
1,82	24	25	25	25	26	26	26	27	27	27	27	28	28	28	29	29	29	30	30	30	30	31	31	31	32	32	32	33	33	33	34
1,83	24	24	25	25	25	26	26	26	27	27	27	27	28	28	28	29	29	29	30	30	30	30	31	31	31	32	32	32	33	33	33
1,84	24	24	25	25	25	25	26	26	26	27	27	27	27	28	28	28	29	29	29	30	30	30	30	31	31	31	32	32	32	32	33
1,85	24	24	24	25	25	25	25	26	26	26	27	27	27	27	28	28	28	29	29	29	30	30	30	30	31	31	31	32	32	32	32
1,86	23	24	24	24	25	25	25	25	26	26	26	27	27	27	27	28	28	28	29	29	29	29	30	30	30	31	31	31	32	32	32
1,87	23	23	24	24	24	25	25	25	25	26	26	26	27	27	27	27	28	28	28	29	29	29	29	30	30	30	31	31	31	31	32
1,88	23	23	23	24	24	24	25	25	25	25	26	26	26	27	27	27	27	28	28	28	29	29	29	29	30	30	30	31	31	31	31
1,89	23	23	23	24	24	24	24	25	25	25	25	26	26	26	27	27	27	27	28	28	28	29	29	29	29	30	30	30	31	31	31
1,90	22	23	23	23	24	24	24	24	25	25	25	25	26	26	26	27	27	27	27	28	28	28	29	29	29	29	30	30	30	30	31
1,91	22	22	23	23	23	24	24	24	24	25	25	25	25	26	26	26	27	27	27	27	28	28	28	29	29	29	29	30	30	30	30
1,92	22	22	23	23	23	23	24	24	24	24	25	25	25	25	26	26	26	27	27	27	27	28	28	28	28	29	29	29	30	30	30
1,93	22	22	22	23	23	23	23	24	24	24	24	25	25	25	26	26	26	26	27	27	27	27	28	28	28	28	29	29	29	30	30
1,94	22	22	22	22	23	23	23	23	24	24	24	24	25	25	25	26	26	26	26	27	27	27	27	28	28	28	28	29	29	29	29
1,95	21	22	22	22	22	23	23	23	23	24	24	24	24	25	25	25	26	26	26	26	27	27	27	27	28	28	28	28	29	29	29
1,96	21	21	22	22	22	22	23	23	23	23	24	24	24	24	25	25	25	26	26	26	26	27	27	27	27	28	28	28	28	29	29
1,97	21	21	21	22	22	22	22	23	23	23	23	24	24	24	24	25	25	25	26	26	26	26	27	27	27	27	28	28	28	28	29
1,98	21	21	21	21	22	22	22	22	23	23	23	23	24	24	24	24	25	25	25	26	26	26	26	27	27	27	27	28	28	28	28
1,99	20	21	21	21	21	22	22	22	22	23	23	23	23	24	24	24	24	25	25	25	26	26	26	26	27	27	27	27	28	28	28

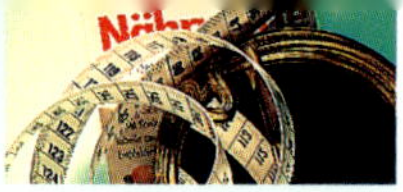

BMI- Grafik für Männer

m/kg	60	61	62	63	64	65	66	67	68	69	70	71	72	73	74	75	76	77	78	79	80	81	82	83	84	85	86	87	88	89	90
1,60	23	24	24	25	25	25	26	26	27	27	27	28	28	29	29	29	30	30	30	31	31	32	32	32	33	33	34	34	34	35	35
1,61	23	24	24	24	25	25	25	26	26	27	27	27	28	28	29	29	29	30	30	30	31	31	32	32	32	33	33	34	34	34	35
1,62	23	23	24	24	24	25	25	26	26	26	27	27	27	28	28	29	29	29	30	30	30	31	31	32	32	32	33	33	34	34	34
1,63	23	23	23	24	24	24	25	25	26	26	26	27	27	27	28	28	29	29	29	30	30	30	31	31	32	32	32	33	33	33	34
1,64	22	23	23	23	24	24	25	25	25	26	26	26	27	27	28	28	28	29	29	29	30	30	30	31	31	32	32	32	33	33	33
1,65	22	22	23	23	24	24	24	25	25	25	26	26	26	27	27	28	28	28	29	29	29	30	30	30	31	31	32	32	32	33	33
1,66	22	22	22	23	23	24	24	24	25	25	25	26	26	26	27	27	28	28	28	29	29	29	30	30	30	31	31	32	32	32	33
1,67	22	22	22	23	23	23	24	24	24	25	25	25	26	26	27	27	27	28	28	28	29	29	29	30	30	30	31	31	32	32	32
1,68	21	22	22	22	23	23	23	24	24	24	25	25	26	26	26	27	27	27	28	28	28	29	29	29	30	30	30	31	31	32	32
1,69	21	21	22	22	22	23	23	23	24	24	25	25	25	26	26	26	27	27	27	28	28	28	29	29	29	30	30	30	31	31	32
1,70	21	21	21	22	22	22	23	23	24	24	24	25	25	25	26	26	26	27	27	27	28	28	28	29	29	29	30	30	30	31	31
1,71	21	21	21	22	22	22	23	23	23	24	24	24	25	25	25	26	26	26	27	27	27	28	28	28	29	29	29	30	30	30	31
1,72	20	21	21	21	22	22	22	23	23	23	24	24	24	25	25	25	26	26	26	27	27	27	28	28	28	29	29	29	30	30	30
1,73	20	20	21	21	21	22	22	22	23	23	23	24	24	24	25	25	25	26	26	26	27	27	27	28	28	28	29	29	29	30	30
1,74	20	20	20	21	21	21	22	22	22	23	23	23	24	24	24	25	25	25	26	26	26	27	27	27	28	28	28	29	29	29	30
1,75	20	20	20	21	21	21	22	22	22	23	23	23	24	24	24	24	25	25	25	26	26	26	27	27	27	28	28	28	29	29	29
1,76	19	20	20	20	21	21	21	22	22	22	23	23	23	24	24	24	25	25	25	26	26	26	26	27	27	27	28	28	28	29	29
1,77	19	19	20	20	20	21	21	21	22	22	22	23	23	23	24	24	24	25	25	25	26	26	26	26	27	27	27	28	28	28	29
1,78	19	19	20	20	20	21	21	21	21	22	22	22	23	23	23	24	24	24	25	25	25	26	26	26	27	27	27	27	28	28	28
1,79	19	19	19	20	20	20	21	21	21	22	22	22	22	23	23	23	24	24	24	25	25	25	26	26	26	27	27	27	27	28	28
1,80	19	19	19	19	20	20	20	21	21	21	22	22	22	23	23	23	23	24	24	24	25	25	25	26	26	26	27	27	27	27	28
1,81	18	19	19	19	20	20	20	20	21	21	21	22	22	22	23	23	23	24	24	24	24	25	25	25	26	26	26	27	27	27	27
1,82	18	18	19	19	19	20	20	20	21	21	21	21	22	22	22	23	23	23	24	24	24	24	25	25	25	26	26	26	27	27	27
1,83	18	18	19	19	19	19	20	20	20	21	21	21	21	22	22	22	23	23	23	24	24	24	24	25	25	25	26	26	26	27	27
1,84	18	18	18	19	19	19	19	20	20	20	21	21	21	22	22	22	22	23	23	23	24	24	24	25	25	25	25	26	26	26	27
1,85	18	18	18	18	19	19	19	20	20	20	20	21	21	21	22	22	22	22	23	23	23	24	24	24	25	25	25	25	26	26	26
1,86	17	18	18	18	18	19	19	19	20	20	20	21	21	21	21	22	22	22	23	23	23	23	24	24	24	25	25	25	25	26	26
1,87	17	17	18	18	18	19	19	19	19	20	20	20	21	21	21	21	22	22	22	23	23	23	23	24	24	24	25	25	25	25	26
1,88	17	17	18	18	18	18	19	19	19	20	20	20	20	21	21	21	22	22	22	22	23	23	23	23	24	24	24	25	25	25	25
1,89	17	17	17	18	18	18	18	19	19	19	20	20	20	20	21	21	21	22	22	22	22	23	23	23	24	24	24	24	25	25	25
1,90	17	17	17	17	18	18	18	19	19	19	19	20	20	20	20	21	21	21	22	22	22	22	23	23	23	24	24	24	24	25	25
1,91	16	17	17	17	18	18	18	18	19	19	19	19	20	20	20	21	21	21	21	22	22	22	22	23	23	23	24	24	24	24	25
1,92	16	17	17	17	17	18	18	18	18	19	19	19	20	20	20	20	21	21	21	21	22	22	22	23	23	23	23	24	24	24	24
1,93	16	16	17	17	17	17	18	18	18	19	19	19	19	20	20	20	20	21	21	21	21	22	22	22	23	23	23	23	24	24	24
1,94	16	16	16	17	17	17	18	18	18	18	19	19	19	19	20	20	20	20	21	21	21	22	22	22	22	23	23	23	23	24	24
1,95	16	16	16	17	17	17	17	18	18	18	18	19	19	19	19	20	20	20	21	21	21	21	22	22	22	22	23	23	23	23	24
1,96	16	16	16	16	17	17	17	17	18	18	18	18	19	19	19	20	20	20	20	21	21	21	21	22	22	22	22	23	23	23	23
1,97	15	16	16	16	16	17	17	17	18	18	18	18	19	19	19	19	20	20	20	20	21	21	21	21	22	22	22	22	23	23	23
1,98	15	16	16	16	16	17	17	17	17	18	18	18	18	19	19	19	19	20	20	20	20	21	21	21	21	22	22	22	22	23	23
1,99	15	15	16	16	16	16	17	17	17	17	18	18	18	18	19	19	19	19	20	20	20	20	21	21	21	21	22	22	22	22	23
2,00	15	15	16	16	16	16	17	17	17	17	18	18	18	18	19	19	19	19	20	20	20	20	21	21	21	21	22	22	22	22	23
2,01	15	15	15	16	16	16	16	17	17	17	17	18	18	18	18	19	19	19	19	20	20	20	20	21	21	21	21	22	22	22	22
2,02	15	15	15	15	16	16	16	16	17	17	17	17	18	18	18	18	19	19	19	19	20	20	20	20	21	21	21	21	22	22	22
2,03	15	15	15	15	16	16	16	16	17	17	17	17	17	18	18	18	18	19	19	19	19	20	20	20	20	21	21	21	21	22	22
2,04	14	15	15	15	15	16	16	16	16	17	17	17	17	18	18	18	18	19	19	19	19	19	20	20	20	20	21	21	21	21	22
2,05	14	15	15	15	15	15	16	16	16	16	17	17	17	17	18	18	18	18	19	19	19	19	20	20	20	20	20	21	21	21	21
2,06	14	14	15	15	15	15	16	16	16	16	16	17	17	17	17	18	18	18	18	19	19	19	19	20	20	20	20	21	21	21	21
2,07	14	14	14	15	15	15	15	16	16	16	16	17	17	17	17	18	18	18	18	18	19	19	19	19	20	20	20	20	21	21	21
2,08	14	14	14	15	15	15	15	15	16	16	16	16	17	17	17	17	18	18	18	18	18	19	19	19	19	20	20	20	20	21	21
2,09	14	14	14	14	15	15	15	15	16	16	16	16	16	17	17	17	17	18	18	18	18	19	19	19	19	19	20	20	20	20	21

BMI- Grafik für Männer

m/kg	91	92	93	94	95	96	97	98	99	100	101	102	103	104	105	106	107	108	109	110	111	112	113	114	115	116	117	118	119	120	121
1,60	36	36	36	37	37	38	38	38	39	39	39	40	40	41	41	41	42	42	43	43	43	44	44	45	45	45	46	46	46	47	47
1,61	35	35	36	36	37	37	37	38	38	39	39	39	40	40	41	41	41	42	42	42	43	43	44	44	44	45	45	46	46	46	47
1,62	35	35	35	36	36	37	37	37	38	38	38	39	39	40	40	40	41	41	42	42	42	43	43	43	44	44	45	45	45	46	46
1,63	34	35	35	35	36	36	37	37	37	38	38	38	39	39	40	40	40	41	41	41	42	42	43	43	43	44	44	44	45	45	46
1,64	34	34	35	35	35	36	36	36	37	37	38	38	38	39	39	39	40	40	41	41	41	42	42	42	43	43	44	44	44	45	45
1,65	33	34	34	35	35	35	36	36	36	37	37	37	38	38	39	39	39	40	40	40	41	41	42	42	42	43	43	43	44	44	44
1,66	33	33	34	34	34	35	35	36	36	36	37	37	37	38	38	38	39	39	40	40	40	41	41	41	42	42	42	43	43	44	44
1,67	33	33	33	34	34	34	35	35	35	36	36	37	37	37	38	38	38	39	39	39	40	40	41	41	41	42	42	42	43	43	43
1,68	32	33	33	33	34	34	34	35	35	35	36	36	36	37	37	38	38	38	39	39	39	40	40	40	41	41	41	42	42	43	43
1,69	32	32	33	33	33	34	34	34	35	35	35	36	36	36	37	37	37	38	38	39	39	39	40	40	40	41	41	41	42	42	42
1,70	31	32	32	33	33	33	34	34	34	35	35	35	36	36	36	37	37	37	38	38	38	39	39	39	40	40	40	41	41	42	42
1,71	31	31	32	32	32	33	33	34	34	34	35	35	35	36	36	36	37	37	37	38	38	38	39	39	39	40	40	40	41	41	41
1,72	31	31	31	32	32	32	33	33	33	34	34	34	35	35	35	36	36	37	37	37	38	38	38	39	39	39	40	40	40	41	41
1,73	30	31	31	31	32	32	32	33	33	33	34	34	34	35	35	35	36	36	36	37	37	37	38	38	38	39	39	39	40	40	40
1,74	30	30	31	31	31	32	32	32	33	33	33	34	34	34	35	35	35	36	36	36	37	37	37	38	38	38	39	39	39	40	40
1,75	30	30	30	31	31	31	32	32	32	33	33	33	34	34	34	35	35	35	36	36	36	37	37	37	38	38	38	39	39	39	40
1,76	29	30	30	30	31	31	31	32	32	32	33	33	33	34	34	34	35	35	35	36	36	36	36	37	37	37	38	38	38	39	39
1,77	29	29	30	30	30	31	31	31	32	32	32	33	33	33	34	34	34	34	35	35	35	36	36	36	37	37	37	38	38	38	39
1,78	29	29	29	30	30	30	31	31	31	32	32	32	33	33	33	33	34	34	34	35	35	35	36	36	36	37	37	37	38	38	38
1,79	28	29	29	29	30	30	30	31	31	31	32	32	32	32	33	33	33	34	34	34	35	35	35	36	36	36	37	37	37	37	38
1,80	28	28	29	29	29	30	30	30	31	31	31	31	32	32	32	33	33	33	34	34	34	35	35	35	35	36	36	36	37	37	37
1,81	28	28	28	29	29	29	30	30	30	31	31	31	31	32	32	32	33	33	33	34	34	34	34	35	35	35	36	36	36	37	37
1,82	27	28	28	28	29	29	29	30	30	30	30	31	31	31	32	32	32	33	33	33	34	34	34	34	35	35	35	36	36	36	37
1,83	27	27	28	28	28	29	29	29	30	30	30	30	31	31	31	32	32	32	33	33	33	33	34	34	34	35	35	35	36	36	36
1,84	27	27	27	28	28	28	29	29	29	30	30	30	30	31	31	31	32	32	32	32	33	33	33	34	34	34	35	35	35	35	36
1,85	27	27	27	27	28	28	28	29	29	29	30	30	30	30	31	31	31	32	32	32	32	33	33	33	34	34	34	34	35	35	35
1,86	26	27	27	27	27	28	28	28	29	29	29	29	30	30	30	31	31	31	32	32	32	32	33	33	33	34	34	34	34	35	35
1,87	26	26	27	27	27	27	28	28	28	29	29	29	29	30	30	30	31	31	31	31	32	32	32	33	33	33	33	34	34	34	35
1,88	26	26	26	27	27	27	27	28	28	28	29	29	29	29	30	30	30	31	31	31	31	32	32	32	33	33	33	33	34	34	34
1,89	25	26	26	26	27	27	27	27	28	28	28	29	29	29	29	30	30	30	31	31	31	31	32	32	32	32	33	33	33	34	34
1,90	25	25	26	26	26	27	27	27	27	28	28	28	29	29	29	29	30	30	30	30	31	31	31	32	32	32	32	33	33	33	34
1,91	25	25	25	26	26	26	27	27	27	27	28	28	28	29	29	29	29	30	30	30	30	31	31	31	32	32	32	32	33	33	33
1,92	25	25	25	25	26	26	26	27	27	27	27	28	28	28	28	29	29	29	30	30	30	30	31	31	31	31	32	32	32	33	33
1,93	24	25	25	25	26	26	26	26	27	27	27	27	28	28	28	28	29	29	29	30	30	30	30	31	31	31	31	32	32	32	32
1,94	24	24	25	25	25	26	26	26	26	27	27	27	27	28	28	28	28	29	29	29	29	30	30	30	31	31	31	31	32	32	32
1,95	24	24	24	25	25	25	26	26	26	26	27	27	27	27	28	28	28	28	29	29	29	29	30	30	30	31	31	31	31	32	32
1,96	24	24	24	24	25	25	25	26	26	26	26	27	27	27	27	28	28	28	28	29	29	29	29	30	30	30	30	31	31	31	31
1,97	23	24	24	24	24	25	25	25	26	26	26	26	27	27	27	27	28	28	28	28	29	29	29	29	30	30	30	30	31	31	31
1,98	23	23	24	24	24	24	25	25	25	26	26	26	26	27	27	27	27	28	28	28	28	29	29	29	29	30	30	30	30	31	31
1,99	23	23	23	24	24	24	24	25	25	25	26	26	26	26	27	27	27	27	28	28	28	28	29	29	29	29	30	30	30	30	31
2,00	23	23	23	24	24	24	24	25	25	25	25	26	26	26	26	27	27	27	27	28	28	28	28	29	29	29	29	30	30	30	30
2,01	23	23	23	23	24	24	24	24	25	25	25	25	25	26	26	26	26	27	27	27	27	28	28	28	28	29	29	29	29	30	30
2,02	22	23	23	23	23	24	24	24	24	25	25	25	25	25	26	26	26	26	27	27	27	27	28	28	28	28	29	29	29	29	30
2,03	22	22	23	23	23	23	24	24	24	24	25	25	25	25	25	26	26	26	26	27	27	27	27	28	28	28	28	29	29	29	29
2,04	22	22	22	23	23	23	23	24	24	24	24	25	25	25	25	25	26	26	26	26	27	27	27	27	28	28	28	28	29	29	29
2,05	22	22	22	22	23	23	23	23	24	24	24	24	25	25	25	25	25	26	26	26	26	27	27	27	27	28	28	28	28	29	29
2,06	21	22	22	22	22	23	23	23	23	24	24	24	24	25	25	25	25	25	26	26	26	26	27	27	27	27	28	28	28	28	29
2,07	21	21	22	22	22	22	23	23	23	23	24	24	24	24	25	25	25	25	25	26	26	26	26	27	27	27	27	28	28	28	28
2,08	21	21	21	22	22	22	22	23	23	23	23	24	24	24	24	25	25	25	25	25	26	26	26	26	27	27	27	27	28	28	28
2,09	21	21	21	22	22	22	22	22	23	23	23	23	24	24	24	24	24	25	25	25	25	26	26	26	26	27	27	27	27	27	28

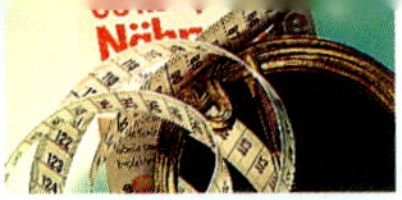

Achten Sie aufs Wohlfühlgewicht

Was allerdings beim Rechnen nicht zu kurz kommen sollte, ist das eigene Empfinden. Wenn Sie sich nicht wohl fühlen, sich zu dick finden oder nicht fit sind, nützt auch der beste BMI-Wert nichts. Ein paar Pfunde weniger und auf alle Fälle mehr Bewegung könnten helfen. Oder auch wenn Sie beim Body-Mass-Index in den Bereich des leichten Übergewichts fallen, können Sie sich beruhigt sagen: Solange Sie dabei gesund sind und sich gut fühlen, macht es keinen Sinn, sich durch ständige Gewichtskontrolle das Leben schwer zu machen. Sie haben sicher auch schon bemerkt, daß Sie immer wieder wie von selbst auf ein bestimmtes Gewicht zurückkommen, egal ob Sie zum Beispiel bei einer Krankheit abgenommen oder über die Weihnachtstage ein paar Pfund zugelegt haben. Immer reguliert der Körper von sich aus das Gewicht wieder auf seinen individuellen Wert.
Das gleiche tut er nach einer Diät. Er will wieder auf das Ursprungsgewicht zurück. Viele Wissenschaftler gehen mittlerweile von der Theorie aus, daß jeder Mensch seine eigene Gewichtskonstante hat. Dieser sogenannte »set point« ist zwar noch umstritten, aber vieles spricht dafür. Sie können nur froh sein, wenn Ihr »set point« genau im wünschenswerten Gewichtsbereich liegt. Sie werden keine Gewichtsprobleme haben, solange Sie nicht durch Crash-Diäten Ihren Stoffwechsel und damit auch den »set point« aus dem Gleichgewicht bringen.

Tip

Wenn Sie abnehmen und dabei viel Sport treiben, zeigt sich auf der Waage unter Umständen nur wenig Erfolg. Sie verlieren zwar Fett, aber gleichzeitig baut Ihr Körper durch den Sport auch neue Muskeln auf. Und die machen sich auf der Waage ebenfalls bemerkbar. Greifen Sie daher besser zum Maßband und messen Sie Ihren Oberschenkelumfang oder Ihren Hüft- und Taillenumfang. So merken Sie am besten, wo und wie schnell Ihre Fettpolster verschwinden.

Wer sein Gewicht hält, lebt am längsten

Neueste Untersuchungen haben zudem gezeigt, daß Abnehmen selbst bei Übergewichtigen nur sinnvoll ist, wenn sie dauerhaft ihr neues Gewicht halten. Nehmen sie erneut zu und versuchen dann nochmals abzunehmen, geraten sie in den bekannten Jo-Jo-Effekt. Dieses Rauf und Runter auf der Waage schadet der Gesundheit mehr, als wenn sie ihr zu hohes Gewicht gehalten hätten. Wissenschaftlich nachgewiesen wurde, daß Menschen mit stabilem Gewicht am längsten leben, sogar wenn sie leicht übergewichtig sind. Deshalb raten heute Ärzte erst bei starkem Übergewicht zum Abnehmen – oder bei Krankheiten wie Arterienverkalkung und Diabetes, die durch Übergewicht ausgelöst werden können.

Apfel- oder Birnen-Typ?

Schwellen die Fettpolster an, nimmt auch das Risiko zu, an Bluthochdruck, Herzinfarkt und Diabetes, Fettstoffwechselstörungen, Gicht und speziellen Krebsarten zu erkranken. Genaueres dazu ab Seite 29. Doch nicht jedes Übergewicht ist gleich gefährlich. Grob läßt sich zwischen zwei Typen von Übergewichtigen unterscheiden: Bei einem setzt sich das Fett an den Hüften, an Oberschenkeln und Po ab. Dieser Birnen-Typ – oben schmal und unten rund – leidet unter der weiblichen (gynoiden) Fettsucht. Frauen entwickeln häufiger diesen Birnen-Typ, weil die weiblichen Hormone eine solche Fettverteilung begünstigen. Was nicht bedeutet, daß auch Männer zum Birnen-Typ gehören können. Doch bei ihnen quellen die Fettzellen häufiger im Oberbauch auf und setzen sich als Speckgürtel an der Taille ab. Das kennzeichnet den Apfeltyp bzw. die männliche (androide) Fettsucht. Vergleicht man »Äpfel« mit »Birnen«, so stellt sich heraus, daß der Apfeltyp mit dickem Bauch und dünnen Beinen sehr viel häufiger an Fettstoffwechselstörungen, Herzerkrankungen und Bluthochdruck leidet als der Birnentyp.

Bauchfett besonders gefährlich

Das Bauchfett kann vom Körper schneller aus dem Depot herausgeholt werden, strömt leichter ins Blut und ist vermutlich deshalb für Herz und Gefäße auf Dauer gefährlicher als die still vor sich hin schlummernden Fettzellen im Unterhautgewebe von Hüfte, Oberschenkel und Po. Auch wenn Frauen gerade an diesen Stellen schlank sein möchten, tröstet sie vielleicht die Gewißheit, daß dort das Fett am wenigsten schadet. Sie können nachmessen, zu welchem Typ Sie gehören – sofern Sie überhaupt übergewichtig sind. Dazu brauchen Sie nichts weiter als ein Maßband. Messen Sie Ihren Körperumfang an Taille und Hüfte, und teilen Sie Ihren Taillenumfang durch den Hüftumfang. Als Ergebnis erhalten Sie Ihre Typzahl, korrekter als »waist hip ratio« (oder WHR) bezeichnet. Männer gehören ab einer Typzahl von 1,0 und Frauen ab 0,8 zum Apfeltyp. Liegt Ihre Typzahl darunter, zählen Sie zum Birnentyp. Ihre überzähligen Pfunde gefährden Ihre Gesundheit in weit geringerem Maße als beim Apfeltyp.

Sind Sie ein Birnentyp? Dann nehmen Sie besonders schwer ab. Denn Ihr Körper hat das Fett vor allem an Hüften und Oberschenkeln abgelagert. Dort wachen die Fettzellen sehr gut über ihren Inhalt und geben ihn nur sehr zögernd wieder her. Wundern Sie sich also nicht, wenn sich bei Ihnen der Abnehmerfolg erst langsam zeigt.

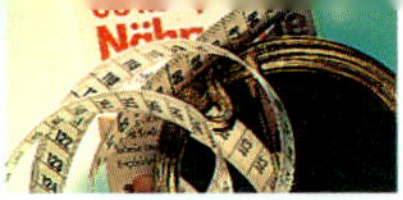

Sind Sie ein Apfel- oder Birnen-Typ?

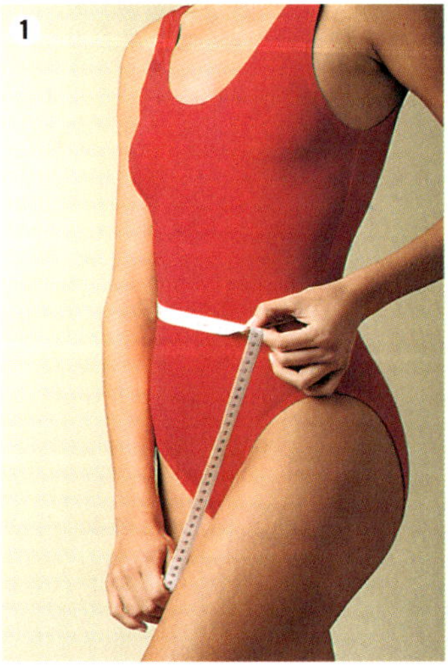

➊ So prüfen Sie nach, ob Sie zum Apfel- oder zum Birnen-Typ gehören: Stellen Sie sich ganz locker hin und messen Sie Ihren Taillenumfang in Höhe des Bauchnabels.

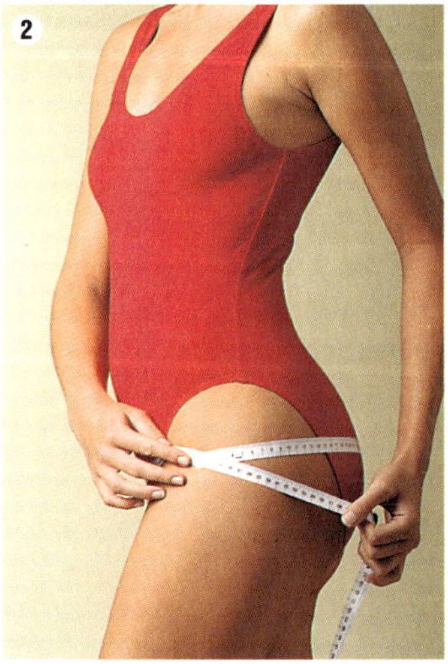

➋ Danach messen Sie Ihren Hüftumfang genau dort, wo sich der Po am meisten wölbt. Teilen Sie nun Taillen- durch Hüftumfang.

Tip

Messen Sie Ihre Typ-Zahl nicht dann, wenn Sie gerade etwas gegessen oder getrunken haben, denn ein gut gefüllter Magen und Darm können das Ergebnis verfälschen.

Bei extrem Dicken spielt die Typzahl keine Rolle

Herzlichen Glückwunsch, wenn Sie mit Ihrer berechneten Typzahl (»waist hip ratio«) als Frau unter 0,8 und als Mann unter 1,0 liegen. Denn dann gehören Sie zum Birnentyp. Alles was drüber liegt, zählt zum Apfeltyp, dessen Speckröllchen der Gesundheit weitaus mehr schaden. Bei einem dramatischen Übergewicht mit einem Body-Mass-Index von über 40 steigen die gesundheitlichen Risiken allerdings so stark an, daß es keine Rolle mehr spielt, ob sich das Fett überwiegend an Bauch und Taille oder an Po und Oberschenkeln abgesetzt hat.

Abnehmen: Pro & Contra

Abnehmen kann auch gefährlich werden. Wer ständig mit seinem Gewicht schwankt, schadet seiner Gesundheit mehr, als wenn er mit dem Abnehmen erst gar nicht begonnen hätte. Viele Menschen verlieren durch dauernde Diäten leider nicht nur einige Kilos, sondern die völlige Kontrolle über ihr Eßverhalten. Mittlerweile sind rund eine Million Menschen in Deutschland krankhaft eßgestört. Und trotzdem – es gibt medizinische und noch einige andere gute Gründe, seine Pfunde loszuwerden. Am besten dann aber für immer.

Dick macht krank

Ist allein das Dicksein schon eine Krankheit? Ganz einig sind sich die Ernährungswissenschaftler und Ärzte noch nicht darüber. Bislang gilt als Kompromiß-Formel: Wer mit seinem Gewicht einen Body-Mass-Index (die genaue Formel finden Sie auf Seite 20) von 30 und darüber erreicht, der sollte unbedingt abnehmen. Gehören Sie nicht zu der Gruppe mit diesem massiven Übergewicht, sondern zählen Sie noch zu den mäßig Übergewichtigen mit einem Body-Mass-Index zwischen 25 und 30, sollten Sie demnächst zum Arzt gehen. Denn auch Sie tragen ein erhöhtes Risiko, im Laufe der Jahre an einer der vielen ernährungsabhängigen Krankheiten zu leiden. Altersdiabetes oder Gicht, erhöhte Cholesterinwerte und Bluthochdruck, aber auch manche Krebserkankungen würden weitaus seltener auftreten, wenn es kein Übergewicht gäbe. Wie gefährlich Übergewicht für den einzelnen ist, läßt sich nie genau vorhersagen. Jeder kennt den berühmten Großonkel, der zigarrequalmend und wohlbeleibt weit über 90 Jahre alt wurde. Natürlich gibt es solche Menschen. Sie sind von Natur aus mit einer solch stabilen Gesundheit ausgestattet, daß ihnen eine ungesunde Lebensweise kaum etwas anhaben kann. Leider sind diese beneidenswerten Menschen die Ausnahme. Und niemand weiß, wie stark er seine eigene Gesundheit herausfordern kann, ohne daß es zu einer chronischen Krankheit kommt.

Statistiken haben gezeigt, daß neun von zehn Menschen mit einem massiven Übergewicht (BMI 30 und darüber) an Bluthochdruck, Fettstoffwechselstörungen, Diabetes oder Gicht leiden. All diese Krankheiten führen dazu, daß Herz und Blutgefäße so stark geschädigt werden, daß Herzinfarkt oder Schlaganfall drohen.

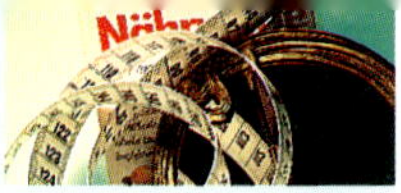

Im Vergleich mit Normalgewichtigen haben Menschen mit 20 Prozent Übergewicht doppelt so oft einen hohen Blutzuckerspiegel und fast dreimal so oft einen erhöhten Blutdruck.

Hormone lenken die Fette im Körper

Angenommen, Sie essen tagtäglich zu viel Fett. Dann weiß Ihr Körper nach kurzer Zeit nicht mehr, wohin damit – selbst wenn er seinen Stoffwechsel auf einen erhöhten Fettbedarf hochgefahren hat. In seiner Not lagert der Körper das Fett als kleine, später dann auch als größere Speckröllchen ab. Wo er das Fett deponiert, ist eine Frage der Hormone. Und diese Hormone sind es, die den Männern den Appetit auf fette Schweinshaxen und schwere Sahnetorten sehr viel stärker verderben müßten als den Frauen. Denn beim Schmausen und Schlemmen ist das »starke Geschlecht« von der Natur benachteiligt worden. Frauen können sich – zumindest bis zu den Wechseljahren – sehr viel mehr Übergewicht leisten als Männer. Die männlichen Hormone steuern nämlich das Fett in die Fettzellen des Bauches. Der Körper entwickelt sich zum Apfeltyp. Die weiblichen Geschlechtshormone bauen dagegen den risikoärmeren Birnentyp auf: oben schmal und unten dick. Sie lagern das Fett hauptsächlich an Hüften, Po und Oberschenkeln ab. Nun haben aber dort die Fettzellen die Angewohnheit, ihr einmal gespeichertes Fett festzuhalten. Anders dagegen das Bauchfett: Es wird schon bei jedem kleinen Anlaß, seien es Kurzzeitdiäten, Krankheiten, Streß oder Sport, ans Blut abgegeben.

So greift das Fett den Körper an

Dann überschwemmt ein Fettstrom den gesamten Körper. Um diesem Ansturm zu begegnen, baut die Leber das Fett zusammen mit Cholesterin in gut transportierbare Fett-Eiweiß-Gebilde um und gibt sie ans Blut ab. Dort machen sich diese winzigen Fett-Eiweiß-Tröpfchen erstmal nur in der Blutuntersuchung bemerkbar: Der Arzt stellt erhöhte Blutfettwerte und einen zu hohen Cholesterinspiegel fest. Der Mensch selbst merkt von der Fettflut oft jahrelang gar nichts. Das macht das Cholesterin so heimtückisch, denn mit der Zeit setzen eine Vielzahl der Fett-Tröpfchen ihr Cholesterin an den Wänden der Blutgefäße ab. Die Adern verengen sich mehr und mehr. So wächst langsam aber stetig die Gefahr, daß sich plötzlich ein Blutgefäß vollständig verschließt und Herzinfarkt oder Schlaganfall drohen.

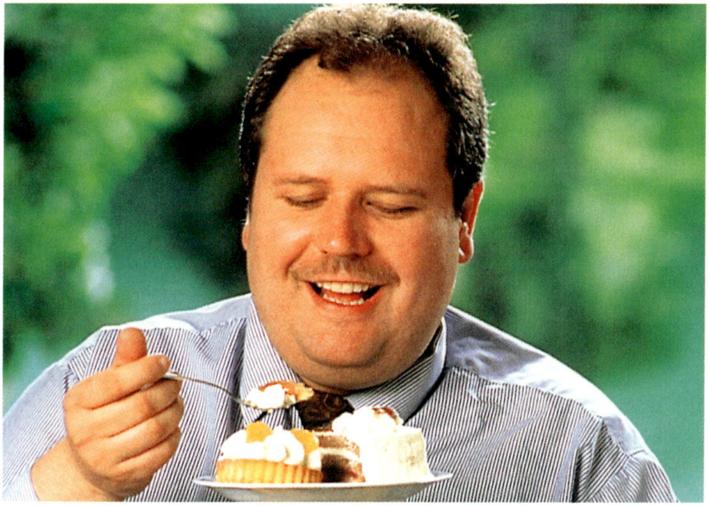

Wer sich mit viel Fett verwöhnen möchte, sollte bedenken, daß er seiner Linie und seiner Gesundheit damit nur schadet.

Zu viel Fett: oft Ursache für Diabetes

Richtig gelesen: Zuckerkranke – zumindest die an dem Alterszucker oder Diabetes Typ II leiden – haben oft nicht zu süß, sondern zu fett gegessen. Was viele nicht wissen: Nicht der Zucker macht zuckerkrank, sondern das Fett. Deshalb sind Süßstoffe auch keine Lösung für Diabetiker. Denn das viele Fett im Blut führt dazu, daß das Körperhormon Insulin es nicht mehr schafft, die übliche Menge an Blutzucker in die Zellen zu pumpen. Das Insulin versagt als Zuckerbote. Und obgleich die Bauchspeicheldrüse mehr und mehr Insulin produziert, um den Blutzuckerspiegel wieder zu senken, bleibt zu viel Zucker im Blut. Der Arzt nennt das Diabetes, der Laie kennt es als Zuckerkrankheit. Bei diesem Diabetes Typ II, auch Altersdiabetes genannt, ist in den meisten Fällen das Übergewicht die Ursache. Nimmt der Zuckerkranke ab und ernährt sich fettärmer, dann verschwindet mit dem Bauch oft auch der Altersdiabetes oder verbessert sich zumindest. Eine solche fettarme Diabetes-Diät ist aber nicht nur Zuckerkranken zu empfehlen, sondern auch die gesündeste Ernährung für alle, die fit und schlank bleiben wollen.

TIP

Vermutlich trägt jeder Fünfte in seinen Genen die Veranlagung zum Altersdiabetes mit sich herum. Ein niedriges Gewicht kann aber den Ausbruch der Diabetes-Krankheit verhindern.

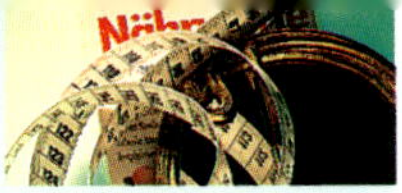

Übergewicht läßt den Blutdruck steigen

Schwimmt im Blut eines Übergewichtigen auf Dauer zu viel Fett, gerät sein Stoffwechsel durcheinander. Der Insulinspiegel steigt immer mehr an, und darauf reagieren auch die Nieren. Das viele Insulin stört die Nieren bei ihrer Aufgabe, Natrium auszuscheiden. Natrium gehört aber zu den Mineralstoffen, aus dem Kochsalz besteht. Wird also weniger Natrium aus dem Körper herausgeschwemmt, reichert sich Kochsalz an. Und jeder weiß: Viel Kochsalz führt oft zu einem hohen Blutdruck.

Das war jetzt viel medizinische Theorie. Aber Sie sehen, welche Vielzahl von Krankheiten durch Sahnetorten, fettes Fleisch, vollfetten Käse, viel Butter und Margarine, Crème fraîche und reichlich Öl entstehen können. Dieses ganze Bündel der durch Fett ausgelösten Krankheiten wie Diabetes, Bluthochdruck, hoher Cholesterinspiegel und andere Stoffwechselstörungen nennen die Ärzte »metabolisches Syndrom«. Das klingt gefährlich – und ist es auch. Denn alle diese Faktoren des »metabolischen Syndroms« belasten gemeinsam das Herz-Kreislauf-System. Das endet häufig mit Schlaganfall oder Herzinfarkt, den häufigsten Todesursachen in Mitteleuropa. Das Fett attackiert den Körper oft über Jahrzehnte, ohne daß es zu Krankheitssymptomen kommt. Gerade deshalb sollten sich alle Übergewichtigen mindestens einmal im Jahr untersuchen lassen.

»Das sorglose Schlemmen von fettreichen Speisen birgt zahlreiche Risiken. Angefangen beim Übergewicht erhöht eine fettreiche Ernährung das Risiko für Herzinfarkt, Dickdarmkrebs und andere Krebsarten und kann das Immunsystem beeinträchtigen.«
Prof. Dr. Günther Wolfram, Technische Universität

Eine gute Figur machen

Hand aufs Herz: Wenn Sie sich zu dick fühlen und das mit Ihrem Arzt besprechen, würden Sie dann zufrieden nach Hause gehen, wenn er Ihnen sagte, daß Sie sich über das bißchen Fett auf Ihren Hüften keine Sorgen zu machen brauchen? Vermutlich nicht. Denn oft bringt nicht die Medizin, sondern die Mode jährlich Millionen von Frauen und auch immer mehr Männer zum Abnehmen. Nicht ein zu hoher Blutdruck, sondern die immer enger werdenden Röcke und Hosen regen viele dazu an, beim Fett zu knapsen und mit Kalorien zu knausern. Auch wenn jede Frau gerne hört, daß »ihr« Fett an Hüften, Po und Oberschenkeln nicht so gefährlich ist wie der deutliche Bauchansatz ihres

Mannes, so ist das angesichts von Reiterbeinen und Orangenhaut nur ein schwacher Trost. Tragen Männer ihren Bauch allzu oft noch als Statussymbol vor sich her, quälen sich dagegen Frauen mit Massage, Magerquark und Muskeltraining, um die Oberschenkel wieder schlank zu bekommen und das Gewebe straff zu halten. Das ist besonders schwer, denn sie haben ihre eigenen Hormone gegen sich.

Cellulite – auch ein Fettproblem

Die Östrogene sorgen dafür, daß Frauen generell mehr Fett einlagern als Männer – und das auch noch ausgerechnet direkt unter der Haut. Ohnehin ist das Unterhautgewebe der Frau sehr elastisch und locker geknüpft, damit es eine Schwangerschaft gut übersteht. Ein derart weiches Bindegewebe beschert der Frau eine samtige Hautstruktur, doch leider häufig auch eine unschöne Orangenhaut, wenn sich nach zu viel Leckereien und zu wenig Bewegung die Fettzellen vollsaugen. Sie dehnen sich nach allen Seiten aus, und es wird eng unter der Haut. Die gewölbten Fettzellen quetschen die Blutgefäße ein, und Gewebewasser staut sich an.

Fast jede Frau leidet unter Cellulite. Akzeptieren Sie also dieses lästige Schönheitsproblem als eine für Frauen völlig normale Hautveränderung, wenn Slimgymnastik, fettarme Ernährung und Bürstenmassagen Ihr Cellulite-Problem nicht lösen. Denn selbst bei schlanken, jungen Frauen kann sich Cellulite ausbilden, wenn das Bindegewebe zu schwach ist.

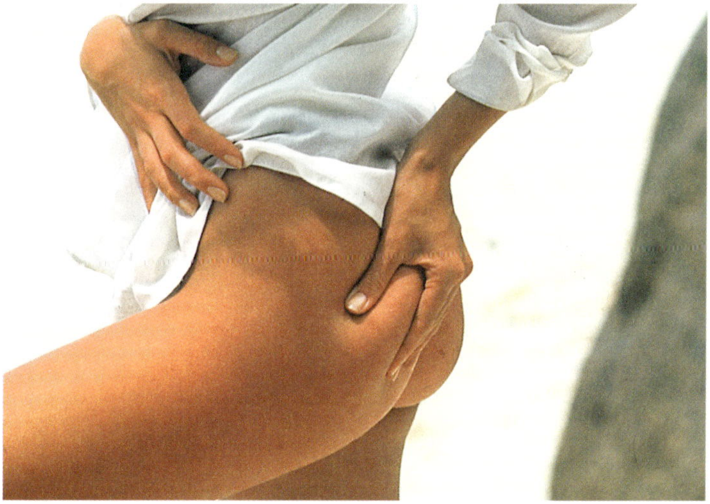

Kneifen Sie mit Daumen und Zeigefinger in die Haut von Oberschenkel und Po. Bilden sich dann Dellen und Hügel, sollen Sie etwas gegen die sich abzeichnende Orangenhaut unternehmen.

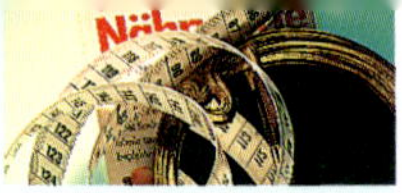

Das schwache Bindegewebe der Frau hält dem Druck von vollen Fettzellen und dem angestauten Wasser nicht mehr stand: Es wird locker, quillt auf, und die typischen Berge und Täler einer Orangenhaut entstehen. Diese Cellulite bildet sich überall dort, wo Frauen aufgrund ihrer Hormone viel Fett ablagern, also an Oberschenkeln, an Po und Hüften. Manchmal sogar an den Außenseiten der Oberarme. Nun schadet Cellulite nicht der Gesundheit. Es greift weder das Herz noch den Kreislauf an, führt nicht zu Thrombose oder Gelenkschmerzen. Trotzdem, Cellulite gilt als unschön – und muß nicht sein. Wenig Fett läßt die Fettzellen gar nicht erst anschwellen. Eine gute Durchblutung dank Bürstenmassagen, Wechselduschen, Gymnastik und viel Bewegung vertreibt das angesammelte Wasser. Und das Bindegewebe bleibt länger fest. Ein Extra-Gymnastikprogramm, mit dem Sie auch das Bindegewebe kräftigen, finden Sie dafür ab Seite 141.

»Ich habe die sechzig Kilo nicht abgenommen, um ein gesundes Herz zu bekommen. Ich wollte einfach nur wieder besser aussehen!« Susan Powter, bekannte Fitneß-Königin aus den USA

Abnehmen allein macht noch nicht schöner

Wer abnehmen will, weil der Po zu dick ist, an den Hüften sich erste Fettpölsterchen breit machen und die Haut nicht mehr so straff ist, wird vielleicht enttäuscht sein: Wer seinen Körper mit einer Magerkost ohne ausreichende Flüssigkeit, zu wenig Vitalstoffen und auch ohne jede Gymnastik oder Sport peinigt, wird vielleicht dünner, aber nicht schöner. Faltige, schlecht durchblutete Haut und schlaffe Muskeln sind die Folgen. Beim Abnehmen brauchen Sie mindestens genauso viele Vitamine und Mineralstoffe wie bei einer normalen Ernährung. Deshalb ist jede einseitige Diät und das Abnehmen nach der FdH-Methode gleichzeitig das Aus für schöne Haut und glänzende Haare. Essen Sie nicht weniger, sondern anders. Wechseln Sie von fettreichen, vitalstoffarmen Lebensmitteln auf solche, die wenig Fett, aber viele Vitamine und Mineralstoffe enthalten. Dazu zählen fast alle Gemüse- und Obstsorten, fettarmes Fleisch wie Schnitzel, Filet, Rinderkeule, Kalbfleisch und Geflügelbrust, Fische wie Makrele, Scholle, Schellfisch und Hering, fettreduzierte Milch und Milchprodukte sowie Vollkornprodukte. Bei den Rezepten ab Seite 101 haben wir besonders auf diese vitalstoffreichen Lebensmittel geachtet.

Keine Diät kann gezielt Fett abbauen

Die Haut straffen, Muskeln trainieren und gezielt an Problemzonen herangehen, das schafft kein noch so ausgeklügeltes Ernährungs- oder Diätprogramm. Hier helfen Bewegung, Sport, Gymnastik und Massagen. Sie festigen die Haut, bauen die Muskeln auf und stärken das Bindegewebe. Wenn Sie beim Abnehmen nicht resignieren, sondern fit und attraktiver werden wollen, sollten Sie sich mehr bewegen. Dann zieht Ihr Körper seine fehlenden Kalorien aus seinen Fettreserven ab und nicht aus dem Muskeleiweiß. Außerdem bleibt die Haut glatt, auch wenn die Fettzellen schmelzen. Wo Sie Ihr Fett verlieren, läßt sich zwar nicht beeinflussen. Allein Ihre Gene bestimmen, ob Sie erst an der Hüfte abnehmen, Ihr Po straffer wird oder Ihre Oberschenkel schmaler. Mit Massagen und Muskelübungen können Sie allerdings Ihr Fett zurückdrängen und Ihre Figur formen, wo Sie es möchten. Denn wenn Sie das Gewebe festigen, wird zwar die weiche Fettschicht nicht unbedingt abgebaut, aber in Form gebracht. Ihr Po wird knackiger, Ihr Bauch flacher und Ihr Busen straffer. Probieren Sie's, und bauen Sie mit den Gymnastikübungen ab Seite 141 Fett ab und Fitneß auf.

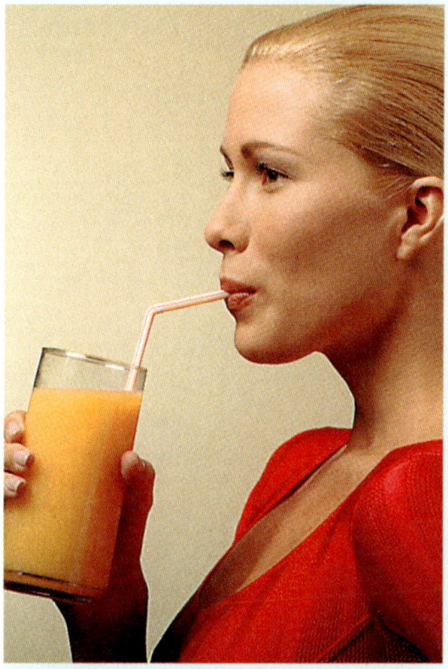

Gerade beim Abnehmen sollten Sie genügend Fruchtsäfte und Mineralwasser trinken. So beugen Sie einem Vitamin- und Mineralstoffmangel vor, bekommen Energie und sorgen für eine besser durchfeuchtete, schönere Haut.

Abnehmen ist kein Allheilmittel

Wer sein Übergewicht verliert, kann sich über schmalere Hüften, ein gesünderes Herz und mehr Ausdauer beim Sport freuen. Doch viele wollen mit den purzelnden Pfunden auch noch gleich mehr Schwung ins Alltagsleben bringen, die Partnerschaft retten oder mit 10 Kilo weniger ein anderer Mensch werden. Das kann zwar gelingen, muß aber nicht. Wer bislang alles in sich hineingefressen hat, ob Sorgen oder Sahnetorten, kann beim Abnehmen lernen, Sahnetorte zu meiden. Doch die Sorgen werden bleiben. Überlegen Sie sich also, warum Sie zu viel essen und was eventuell neben Vererbung, Hormonen oder Ihrem guten Appetit noch am Übergewicht schuld sein kann. Beispielsweise wurden viele schon als Kinder mit leckeren Süßigkeiten belohnt. Das sitzt so tief, daß Sie sich oft auch als Erwachsene mit etwas Süßem belohnen, wenn der Streß wächst oder zum Ausgleich bei Ärger im Job.

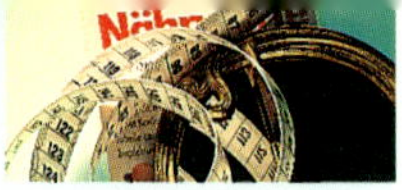

TIP

Für diese Tabelle reichen grobe Angaben wie »eine große Portion Pommes mit Mayo« oder »ein Teller Tomatensuppe«. Sie brauchen nicht jedes Lebensmittel grammgenau anzugeben. Wenn Sie das Ernährungsprotokoll nochmals nach einem halben Jahr ausfüllen, erkennen Sie, was sich an Ihrem Ernährungsverhalten geändert hat.

Das eigene Ernährungsverhalten erkennen

Oft bemerkt man gar nicht mehr, was, wie und vor allem auch wieviel man ißt. Schon ist eine Packung Kekse leer oder die Tüte mit dem unwiderstehlichen Schokokonfekt. Genau zu erkennen, welche Situationen zum Essen verleiten, dabei hilft Ihnen ein Ernährungsprotokoll, das Sie eine Woche lange ausfüllen. Am besten, Sie kopieren sich diese Liste und nehmen Sie überallhin mit. Immer, wenn Sie etwas essen oder trinken, tragen Sie stichwortartig ein, was Sie essen oder trinken, und in welcher Situation Sie es tun, ob Sie wütend sind, Langeweile haben oder sich erholen. Mit diesen Listen erkennen Sie Ihr Ernährungsverhalten und decken Fehler auf.

Tagesprotokoll: Ernährungsverhalten

Uhrzeit	Lebens-mittel	wieviel	mit wem	in welcher Stimmung

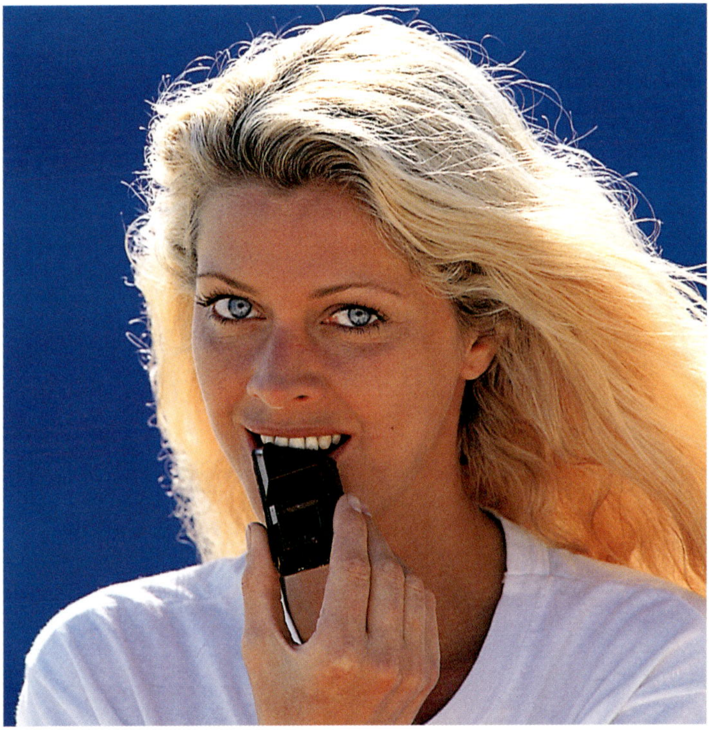

Achten Sie darauf, in welchen Situationen Sie zu Schokolade, Chips und Kuchen greifen. Dann entdecken Sie auch, was Sie ändern müssen, um nicht mehr so schnell in Versuchung zu geraten.

Ernährungsverhalten sinnvoll ändern

Nach einer Woche werden Sie anhand der einzelnen Tagesprotokolle etwas genauer wissen, bei welcher Stimmung Sie immer wieder zu Süßigkeiten greifen oder auch, daß immer dann die Schokolade aus dem Schrank geholt wird, wenn Sie alleine sind. Jetzt können Sie anfangen, Gegenstrategien zu entwerfen. Wichtig ist jedoch zu erkennen, ob Sie Ihr Ernährungsverhalten ändern sollten – was ohne Zweifel schwer ist – oder ob es sinnvoller ist, einfach fette Lebensmittel gegen magere auszutauschen. Zurück zum Beispiel mit der Schokolade als Trostspender für vereinsamte Singles. Sie können natürlich versuchen, mit Bekannten mehr zu unternehmen, häufiger ins Kino oder Theater zu gehen, um so neue Leute kennenzulernen oder Einsamkeitsgefühle zu vermeiden. Doch so schnell wird Ihnen das vermutlich nicht gelingen. Deshalb seien Sie

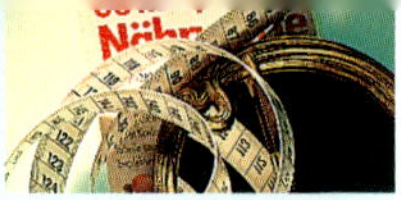

realistisch. Überlegen Sie auch, wie Sie einsame Stunden ohne Schokolade überstehen. Muß es denn überhaupt die fette Schokolade sein? Tut es nicht auch ein guter Espresso oder ein cremiger Cappuccino? Testen Sie einmal Alternativen aus. Selbst 200 Gramm Gummibärchen sind besser für die Linie als 100 Gramm Schokolade.
Bei dem folgenden Beispiel ist es allerdings notwendig, sein Ernährungsverhalten umzustellen: Der Wochenüberblick hat Ihnen gezeigt, daß Sie ein Streßesser sind. Mittags keine Zeit für die Kantine, und wenn am Nachmittag der Magen knurrt, gibt's schnell vom Bäcker nebenan ein großes Stück Käsesahne. Nun brauchen Sie nicht gleich Ihren Beruf aufzugeben, um den Streß zu verlieren. Aber Sie können es sich zur Regel machen, mindestens viermal in der Woche zwischen 12 und 14 Uhr zu essen. Nicht nur weil Gemüse, Reis, Nudeln, Kartoffeln und Fleisch gesünder sind als Kuchen und Kekse, sondern auch weil sich dann kein Hungergefühl aufstaut. Und: Wer regelmäßig ißt, hält Streß sehr viel besser aus, weil ihm immer wieder über den gesamten Tag verteilt Aktivstoffe, Vitamine und Mineralien zukommen, die der Körper bei Streß besonders dringend braucht. Mit diesen beiden Beispielen erkennen Sie, wie Sie nach der Auswertung Ihres Wochenplanes Ihr Ernährungsverhalten bewußt verändern können. Schon allein, daß Sie die Checkliste ausfüllen und sich darüber Gedanken machen, hilft, sich bewußter und damit auch besser zu ernähren.

Haben Sie einen Body-Mass-Index (Seite 20) von 17 und drunter? Oder übergeben Sie sich mindestens zweimal pro Woche willentlich? Dann sollten Sie nur noch dieses Kapitel zu Ende lesen. Sie dürfen auf keinen Fall weiter abnehmen. Jedes Gramm weniger schadet Ihrer Gesundheit.

Die dünne Lust

Nicht nur dick macht krank, auch dünn kann krank machen. Denn mehr und mehr Menschen können mit dem Abnehmen nicht aufhören. Sie suchen nach immer ausgeklügelteren Methoden, ihrem Körper die Kalorien zu entziehen. Jede Diät und jedes Buch – sicher auch dieses – ist für sie ein Baustein mehr zu ihrem Ziel, noch stärker abzumagern. Mittlerweile leiden ein bis zwei Prozent aller Deutschen zwischen 15 und 35 Jahren unter zwanghafter Magersucht. Und weitere drei Prozent wechseln hin und her zwischen Hungerzeiten und Eßattacken mit anschließendem Erbrechen. Bislang meinte man, fast nur Frauen seien von diesen schweren Eßstörungen betroffen. Doch auch die Zahl der eßgestörten Männer nimmt immer mehr zu. Experten schätzen, daß mittlerweile der Männeranteil bei den Eßstörungen auf 10 bis 20 Prozent gestiegen ist.

Eßgestört durch Schlankheitswahn

Egal ob Mann oder Frau, bei den meisten beginnen Eßstörungen mit dem festen Willen abzunehmen. Sicherlich führt nicht jede Diät in die Magersucht, und nicht jeder Mensch, der Kalorien zählt und auf weniger Fett achtet, ist auf dem besten Weg in eine Eßstörung. Doch wann wird es gefährlich? Wer ist anfällig für die Lust am Dünnsein, die zur Sucht wird? Meist fängt es harmlos an: Als 16jährige verknallt man sich in einen hübschen Jungen, der schaut aber

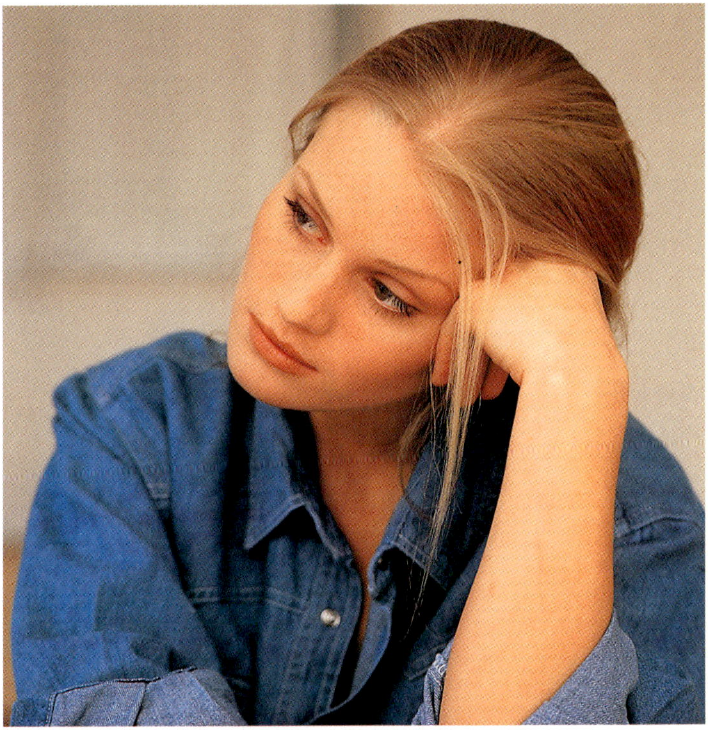

Menschen mit Eßstörungen verstecken häufig Ihre Probleme, weil sie befürchten, abgelehnt zu werden.

Organisationen, die eßgestörten Menschen Adressen von erfahrenen Psychologen und Selbsthilfegruppen weitergeben, finden Sie unter »Adressen, die weiterhelfen« auf Seite 154.

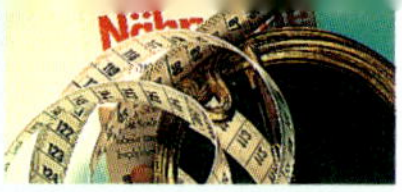

nur auf die schlanken Beine der Klassenkameradin. Da kommt die neueste Wunderdiät gerade recht, und die ersten fünf Pfund hungert man sich herunter. Noch sind alle begeistert: Es gibt Komplimente vom Vater, die Freundinnen beneiden einen, und Spiegel oder Waage werden zum Maßstab für das eigene Selbstwertgefühl. Der Hunger hat den Körper besiegt. Fühlt man sich vorher vielleicht minderwertig, zweitrangig und schwach, so entsteht jetzt das Gefühl, Macht über den eigenen Körper zu bekommen und damit selbst zu bestimmen, wieviel man ißt und wiegt und letztlich auch, wie man aussieht.

Den eigenen Körper beherrschen

Mit der Zeit wächst der Stolz, Hunger aushalten zu können, eisern zu bleiben und die Pfunde immer mehr schwinden zu sehen. Häufig finden sich Magersüchtige selbst dann noch zu dick, wenn sie vorm Spiegel ihre Rippen bereits einzeln zählen können und sich die Hüftknochen deutlich abzeichnen. Stoffwechselstörungen schleichen sich ein. Das monatelange Hungern hat die Muskeln ausgezehrt. Das Herz baut ab, es schrumpft bis auf die Hälfte seines normalen Gewichtes. Der Körper verliert Mineralstoffe, dem Blut fehlen lebenswichtige Eiweißstoffe. Bei Frauen setzt die Monatsblutung aus. Und immer häufiger kommt es zu Kreislaufzusammenbrüchen. Mehr als 10 Prozent aller Magersüchtigen überleben ihre Krankheit nicht.

TIP

Eßgestörte sollten lernen, mit dem Kalorienzählen aufzuhören. Kalorien alleine sagen nichts darüber aus, ob jemand dick oder dünn wird. Außerdem verlernen viele, auf ihr natürliches Sättigungsgefühl zu achten, wenn sie sich einer strikten Kalorienkontrolle unterwerfen.

Vergebliche Suche nach Nähe

Magersucht, lateinisch Anorexia nervosa, also nervöse Appetitlosigkeit, ist oft nichts anderes als eine verzweifelte Suche nach Anerkennung, Liebe und Fürsorge. Und weil viele Diäten nicht nur weniger Kilo versprechen, sondern unterschwellig auch mehr Erfolg, mehr Attraktivität und Lebensfreude prophezeien, fallen viele darauf herein. Appelle von außen, mit dem »Abnehm-Unsinn« doch nun endlich aufzuhören und wieder normal zu essen, sind nutzlos. Sie schaden eher, denn Unverständnis und Ablehnung waren ja die Auslöser, mit dem Hungern zu beginnen. Oft hilft nur noch eine Psychotherapie, die von einem auf Eßstörungen spezialisierten Diplom-Psychologen durchgeführt werden sollte.

Dabei muß der Patient ganz natürliche Dinge wieder neu lernen: Hunger zu spüren, satt zu sein und genau darauf zu achten, wann er Appetit hat und worauf er Appetit hat.

Bulimie: das versteckte Leiden

Erst vor etwa 20 Jahren stellten Mediziner zum ersten Mal Eßstörungen fest, bei denen in regelrechten Freßorgien innerhalb einer Mahlzeit bis zu 20.000 Kalorien verschlungen und dann wieder erbrochen wurden. Sie nannten diese Krankheit Bulimie, auf deutsch »Bullenhunger«. Nach einer Periode des Hungerns werden gleich zwei Pakete Toastbrot mit viel Butter und dicken Wurstscheiben verzehrt, Nudeln töpfeweise gegessen und riesige Puddingportionen vertilgt. Längst haben alle normalen Eßbremsen wie Appetitverlust und Sättigungsgefühl versagt. Nichts hält den Eß-Brech-Süchtigen davon ab, enorme Mengen an Lebensmitteln mit viel Flüssigkeit in kurzer Zeit aufzunehmen. Schließlich wird alles wieder erbrochen. Solch ein Eß-Brech-Anfall kann sich zweimal in der Woche aber auch mehrmals täglich ereignen. Außerdem nehmen viele zusätzlich Entwässerungstabletten und Abführmittel, um ja nicht zuzunehmen. Die gesundheitlichen Folgen sind ähnlich gravierend wie bei der Magersucht, nur daß der Körper beim Erbrechen noch zusätzlich Mineralstoffe verliert. Allerdings läßt sich eine Brechsucht weitaus besser verbergen, weil Brechsüchtige zwar ein niedriges Gewicht haben, aber nicht untergewichtig sind. Auch können sie zusammen mit ihren Arbeitskollegen in der Kantine oder mit Freunden im Restaurant ganz normal essen. Daß sie anschließend wieder alles erbrechen, bemerkt ja niemand. Es gibt Fälle, in denen die Brechsucht selbst gegenüber den nächsten Angehörigen längere Zeit erfolgreich versteckt werden konnte.

Viel häufiger als Magersüchtige erkennen Brechsüchtige, wie gespalten und krank ihr Eßverhalten ist. Sie empfinden sich als völlig unnormal, verbergen ihre Krankheit selbst vor dem Partner und verfallen nicht selten in Depressionen. Deshalb hilft auch bei einer Eß-Brech-Sucht nur eine gezielte Psychotherapie, die mittlerweile von vielen Krankenkassen bezahlt wird.

Viele Menschen mit Eßstörungen nehmen Appetitzügler. Diese Substanzen beeinflussen Nervenüberträgerstoffe im Gehirn und dämpfen dadurch das Hungergefühl. Doch Vorsicht: Viele werden von Appetitzüglern abhängig und leiden später unter Nebenwirkungen wie Müdigkeit und Depressionen.

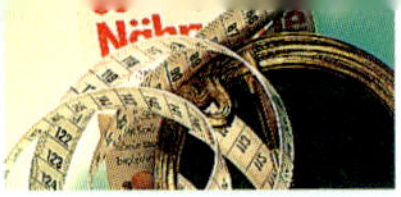

Der günstige Startpunkt zum Abnehmen

Sie haben sich entschlossen abzunehmen? Wohlwissend, daß mit dem Kummerspeck nicht automatisch auch der Kummer schwindet. Und Ihr Body-Mass-Index liegt auch noch nicht bei unter 19? Bestens. Doch bevor Sie jetzt mit dem Abnehmen starten, machen Sie diesen Test. Er zeigt Ihnen, ob Sie gerade den günstigen Zeitpunkt zum Start in ein erfolgreiches Abnehmprogramm gefunden haben.

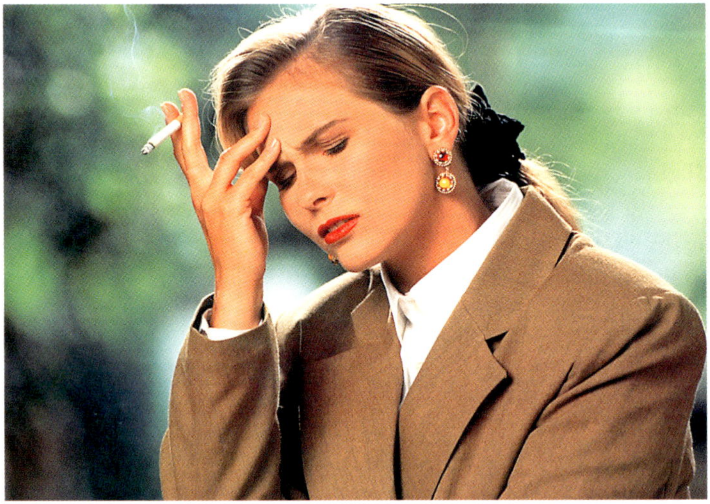

Bei größtem Streß sollten Sie nicht mit dem Abnehmen beginnen, sondern erst dann, wenn Sie weniger angespannt sind.

Etwas Zeit und Interesse müssen Sie mitbringen, wenn Sie mit einer gesünderen und leichteren Ernährung beginnen möchten. Denn schnelle Crash-Diäten oder simple Schlankheitspillen helfen Ihnen nicht, langfristig erfolgreich abzunehmen.

Zum Beispiel nehmen viele Frauen in den Tagen vor den Tagen plötzlich zu, haben Heißhunger auf Süßes oder sind gereizter: keine gute Zeit, um mit dem Abnehmen zu beginnen. Genauso wenn Sie gerade mit dem Rauchen aufhören. Vermutlich werden Sie danach erstmal zunehmen, weil das fehlende Nikotin Ihren Kalorienverbrauch schmälert. Doch jetzt auch noch auf leckere Sahnetorten oder den vollfetten Lieblingskäse zu verzichten, wäre zuviel verlangt.

Test: optimaler Abnehmstart	
1 Ich stehe gerade oder demnächst vor Streßsituationen wie Prüfungen, Arbeitsplatzwechsel oder Umzug.	-30
2 Ich gehe in den nächsten vier Wochen in einen mehrwöchigen Urlaub oder auf eine längere Dienstreise.	-20
3 Ich habe mich gerade zu einem Tanzkurs (Gymnastikkurs, Lauftreff etc.) angemeldet.	+20
4 Ich habe augenblicklich überdurchschnittlich viel zu tun.	-5
5 Ich werden in etwa 10 Tagen meine Periode haben.	-5
6 Zum Kochen habe ich augenblicklich nur ganz wenig Zeit.	-15
7 Meine Kollegin/Freundin (bzw. mein Kollege/Freund) beginnt auch gerade mit dem Abnehmen.	-15
8 Es stehen große Feste (Geburtstag, Weihnachten, Hochzeiten) ins Haus.	-15
9 Ich hatte in den letzten Wochen mehrere Heißhunger-Attacken.	-125
10 Ich habe momentan keine Zeit, regelmäßig Sport zu treiben.	-20
11 Ich habe mir ein Fahrrad zugelegt und radle jetzt (fast) jeden Tag.	+10
12 Mir macht das Essen schon länger keinen Spaß mehr.	-10
13 Ich fühle mich gerade rundum wohl, wenn nur die überflüssigen Pfunde nicht wären.	-25
14 In den nächsten Woche bin ich öfter zum Essen eingeladen.	-20
15 Ich gönne mir in diesen Wochen viel Zeit für mich selbst.	+15

Wenn Sie augenblicklich regelmäßig zum Arzt oder Psychologen gehen, müssen Sie ihn fragen, ob er Ihnen eventuell sogar vom Abnehmen abrät, auch wenn Sie keine der gefährlichen Kurzzeit-Diäten machen.

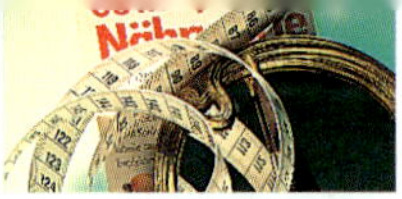

16	Ich fühle mich oft schlapp, müde und friere schnell.	-25
17	Ich habe begonnen, regelmäßig Sport zu treiben.	+20
18	Ich habe gerade mit dem Rauchen aufgehört.	-30
19	Ich bin gerade frisch verliebt.	+15
20	Ich brauche gerade viel Zeit für meine Familie, für meine Freunde.	-10
21	Ich habe momentan Lust, neue Rezepte auszuprobieren.	+15

TIP

Errechnen Sie aus den Plus- und Minuspunkten Ihre Gesamtpunktzahl. Je höher sie ausfällt, desto leichter wird es Ihnen augenblicklich fallen, Ihr Übergewicht zu verlieren.

Errechnen Sie jetzt Ihre Gesamtpunktzahl. Stecken Sie im Minus, dann überdenken Sie Ihre Entscheidung, ausgerechnet jetzt abzunehmen. Sie werden mit großer Sicherheit scheitern. Beim Beantworten der Fragen haben Sie bestimmt gemerkt, warum der Zeitpunkt schlecht für Sie ist. Und Sie haben auch erkannt, wann Sie am besten anfangen können. Oder meinen Sie, Sie erreichen nie eine positive Punktzahl? Vielleicht haben Sie recht, nur dann müssen Sie etwas ändern in Ihrem Alltag. Nur so werden Sie erfolgreich und langfristig schlank und fit werden.
Haben Sie hingegen eine positive Punktzahl, ist der Zeitpunkt zum Abnehmen recht gut. Und mit einer Punktzahl von +50 und drüber kann fast nichts mehr schief gehen.
In den letzten drei Kapiteln dieses Buches finden Sie viele Hinweise, Übungen, Rezepte und Tips, die Ihnen das Abnehmen leicht machen.

Wieso sich Pfunde ansammeln

Was Sie beim Blick in das Fotoalbum Ihrer Großeltern vielleicht schon bemerkten, entdecken jetzt auch Wissenschaftler: Übergewicht wird häufig vererbt. Und weltweit wird nach Methoden gesucht, die Pfunde wieder los zu werden.

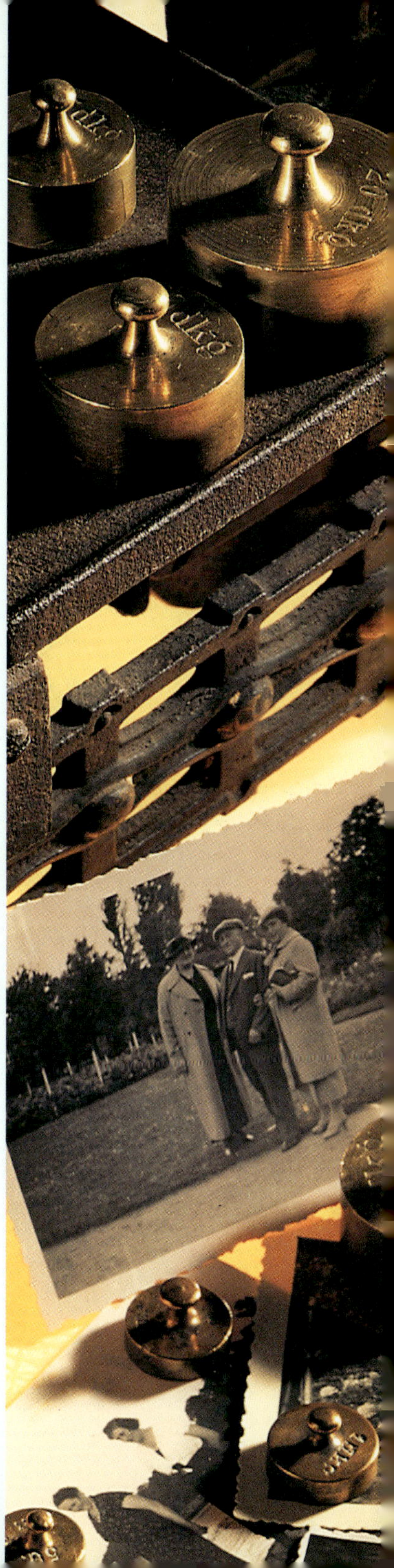

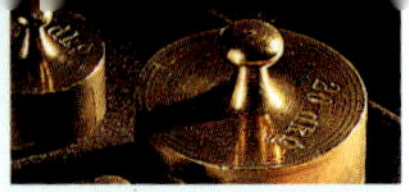

Dicke essen nicht mehr als andere

Daß Dicke genauso viel essen wie andere auch, glauben Sie nicht? Verständlich. Gelten doch seit jeher Übergewichtige als zügellose Esser oder im besten Falle noch als ausschweifende Genießer. Genaue wissenschaftliche Studien räumen jetzt allmählich mit dem Vorurteil auf, daß Dicke immer Naschkatzen sind und einfach nie satt werden. Alles falsch. Übergewichtige verzehren durchschnittlich nicht mehr Kalorien als alle anderen.

TIP

Orientieren Sie sich beim Essen nicht an den Portionsgrößen Ihrer Tischnachbarn. Die Mengen, die Ihr Partner daheim oder Ihre Arbeitskollegen in der Kantine essen, sollten für Sie kein Maßstab sein. Wieviel Sie auf den Teller füllen können, ohne daß Hose oder Rock zu eng werden, müssen Sie selbst herausfinden. Lassen Sie sich nicht davon abbringen, auch wenn andere Sie auf Ihre »Kinderportion« hinweisen.

Als von 1985 bis 1989 in Westdeutschland 2006 Bundesbürger repräsentativ für die ehemalige Bundesrepublik über ihre Ernährung Rede und Antwort standen, sich auf die Waage stellten und medizinisch untersuchen ließen, war die Überraschung perfekt: Statistisch gesehen aßen Dünne wie Dicke die gleichen Kalorienmengen. Nicht viel später bestätigten die 300.000 Teilnehmer der Vierjahreszeiten-Kur der AOK diese erstaunliche Entdeckung. Es gibt Dünne, die sehr viele Kalorien aufnehmen, ohne dick zu werden, wie es auch Übergewichtige gibt, deren Kalorienaufnahme weit unter dem Durchschnitt liegt. So stimmt also doch, was viele Übergewichtige immer wieder behaupten: Ich nehme schon von der kleinsten Praline zu, während andere schlemmen und trotzdem gertenschlank bleiben.

Gene als Dickmacher

Viele Übergewichtige haben die Gewichtsprobleme von ihren Eltern geerbt, genauso wie etwa die Farbe der Augen oder die Form der Nase. Wer früher meinte, daß übergewichtige Eltern deshalb wieder dicke Kinder haben, weil sie ihnen das fette Essen anerziehen, muß sich heute eines Besseren belehren lassen. Wissenschaftler suchten eineiige Zwillinge, die völlig getrennt voneinander aufgewachsen waren. Sie fanden fast 200 Zwillinge, die jeweils getrennt von ihrem Zwillingspartner in ganz verschiedenen Familien groß wurden. Trotzdem stellte man fest, daß diese Zwillingspaare sich in ihrem Körpergewicht erstaunlich ähnelten. Eine andere Studie entdeckte an 540 adoptierten Kindern, daß deren Gewicht weitaus mehr dem Körpergewicht ihrer leiblichen Eltern entsprach als dem Gewicht der Adoptiveltern. Ob die Adoptiveltern dünn oder dick waren, hatte überhaupt keinen meßbaren Einfluß auf das Gewicht der Kinder. Ganz anders bei den leiblichen Eltern: Je übergewichtiger sie waren, desto mehr brachten auch die Kinder auf die Waage. Und das, obgleich diese Kinder ihre biologischen Eltern oftmals nie gesehen hatten. Heute untersucht die moderne Forschung kaum noch Zwillinge und adoptierte Kinder, sie fahndet nach den Genen, die für das Übergewicht verantwortlich sind. Einige dieser Fettgene sind bereits gefunden worden. Dazu zählen Abschnitte im Erbgut, die Anti-Fett-Hormone produzieren, Eiweiße bilden, die das Hungerzentrum beschwichtigen oder den inneren Wärmemotor des Menschen anheizen, so daß der Stoffwechsel mehr Kalorien verbrennt. Und wenn genau diese Gene anders funktionieren und auf Fettansatz programmiert sind, drohen Gewichtsprobleme.

Der Einfluß der Erziehung auf das spätere Gewicht wird überschätzt. Eine große kanadische Studie entdeckte sogar, daß Adoptivkinder dann besonders häufig übergewichtig werden, wenn deren Adoptiveltern keinerlei Gewichtsprobleme hatten.

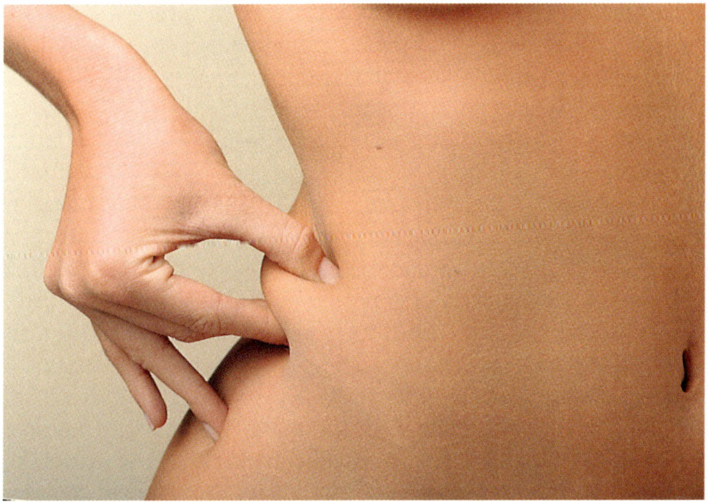

Die moderne Ernährungsforschung beweist: An Speckröllchen und Fettpölsterchen sind häufig die Gene schuld.

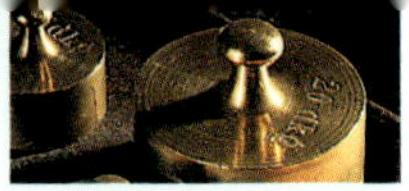

»Ärzte, Diätassistentinnen und die Kostenträger im Gesundheitswesen müssen von dem liebgewordenen Standpunkt: ›Du bist schuld!‹ abrücken und denen mehr Verständnis und Hilfe zuteil werden lassen, die mit ihren ungünstigen Genen in Richung Fettsucht nicht so erfolgreich fertig werden, wie sich ein von der Erbmasse her Schlanker das vorstellt.«
Prof. Dr. Herrmann Liebermeister, Übergewichtsforscher, Neunkirchen

Was sich besonders gut vererbt

In Zeiten von Hungersnöten und Dürrekatastrophen haben Fettgene vielen das Leben gerettet, weil sie dazu beitrugen, daß der Mensch besonders ergiebig seine Fettzellen füllte und sparsam damit umging. Volle Kühlschränke, preiswerte Lebensmittel und Supermärkte an jeder Ecke machen diese Fettgene überflüssig und im schlimmsten Fall sogar gesundheitsschädlich. Denn Fettgene vererben besonders häufig den Befehl, das Fett im Bauch und um die Taille herum zu lagern – also genau dort, wo es besonders gefährlich ist und schnell Herz und Kreislauf angreift. Ist nun der Übergewichtige schutzlos seinen Genen ausgeliefert? Kann er sich gar nicht dagegen wehren, dick zu werden? Ganz so ausweglos ist es nicht. In die Wiege wird einem nur die Anlage zum Dickwerden gelegt. Der Körper wird sich dann zwar die Chance nicht entgehen lassen, jedes Gramm Fett gut auszunutzen und schnell Fettpölsterchen zu bilden. Aber er muß die Chance auch erstmal bekommen. Niemand nimmt vom bloßen Anschauen fetter Speisen zu. Erst das Essen macht fett. Übergewichtige leben oft mit einem besonders sparsamen Stoffwechselmotor, der jede Kalorie zuviel, jeden Überschuß aufs Fettdepot legt. Bei dünnen Menschen läuft dagegen der Stoffwechselmotor mit einem verschwenderischen Spritschlucker, der viel Energie als Wärme verbraucht und sehr unökonomisch läuft, wenn er es sich leisten kann und reichlich Energie in Form von Fett, Kohlenhydraten und Eiweiß erhält.

Die Anti-Fett-Gen-Therapie

Was nützt es den Übergewichtigen, wenn nun bewiesen wurde, daß sie unschuldig an ihren Pfunden sind, daß sie ihr Übergewicht nur geerbt haben? Dünner werden sie von dieser Nachricht auch nicht. Mag sein, daß in ferner Zukunft dann eine moderne Gen-Therapie dabei hilft, die Fettgene auszuschalten. Noch funktioniert die Anti-Fett-Gen-Therapie trotz aller Forschung nur nach den alten Methoden: gesünder essen und mehr Bewegung. Doch so ganz im Regen werden die Übergewichtigen nun auch nicht stehen gelassen. Heute läßt sich genauer sagen, welche Lebensmittel die eigentlichen Dickmacher sind. Denn es ist im Grunde

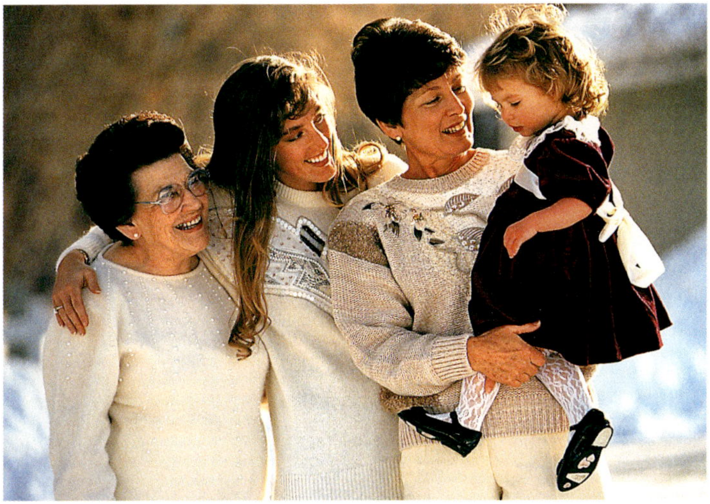

Nur die Veranlagung zum Übergewicht wird vererbt. Mit mehr Bewegung und weniger Fett kann sich jeder davor schützen.

genommen nur ein einziger Nährstoff, auf den Übergewichtige achten und mit dem sie beim Abnehmen sparsam umgehen müssen: das Fett aus Schweinebraten, Schokolade und Schmalzbroten.

Eißweiß und Kohlenhydrate sind keine Dickmacher

Wer viel Eiweiß und Kohlenhydrate ißt, bei dem pendelt sich ein Überangebot gut ein. Zuviel von diesen beiden Kalorienträgern, und der Körper heizt damit seinen Energiestoffwechsel an und kann dadurch ein Überangebot an Eiweiß- und Kohlenhydraten gut auffangen, ohne gleich anzusetzen. Nach neuesten Untersuchungen sind Kohlenhydrate, also die Hauptkalorienträger von Kartoffeln, Reis, Brot und Nudeln, sogar ideal zum Abnehmen. Erst ab 500 Gramm Kohlenhydraten pro Tag (das sind 1 Kilo Brot, 3 Kilo Kartoffeln oder 5 Pfund gekochte Nudeln) fängt der menschliche Organismus an, bei dieser völlig unnatürlichen Kohlenhydratmast Kohlenhydrate in Fett umzubauen und in den Fettzellen zu speichern. Niemand, der sich normal ernährt, braucht Angst zu haben, durch zu viele Kohlenhydrate dick zu werden.

Machen Sie sich keine großen Hoffnungen, daß demnächst eine Gen-Therapie oder ein Arzneimittel das Übergewicht verhindert. Dazu ist die Anzahl der Gene, die für die Veranlagung zum Übergewicht verantwortlich sind, vermutlich zu groß.

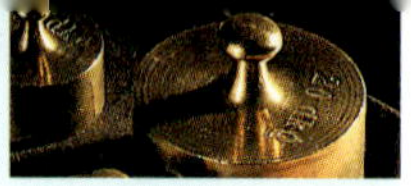

Fett macht dick

Der eigentliche Dickmacher ist das Fett. Zuviel davon, und der Stoffwechsel von Übergewichtigen ist in der Regel völlig überfordert. Bei großem Appetit auf Schweinebraten, Sahnetorten, fetten Käse und noch fetterer Wurst schwellen die Fettzellen an.

Fett bremst den Stoffwechsel ab

Wird zu fettreich gegessen, steuert der Körper dagegen, indem er mehr Fett in seinem Stoffwechselmotor verbrennt. So steigt auch trotz hoher Fettzufuhr das Gewicht nicht ins Uferlose an, sondern pendelt sich auf einer höheren Stufe ein. Bei einigen Menschen setzt diese Gegenregulation nur sehr schwach und spät ein. Ihr Stoffwechsel reagiert sehr viel träger auf mehr Nahrungsfett, denn ihre Gene sind nicht darauf programmiert, viel Fett zu verbrennen.
Das genetisch festgelegte Fett-Speicher-Programm stammt aus Zeiten, in denen Fett fast nie auf den Tisch kam. Menschen mit diesen Fettgenen werden dick, wenn sie auf Dauer zuviel Fett essen. Die Fettgene haben aber nicht nur den Nachteil, daß sie den Körper dazu bringen, weniger Fette zu verbrennen. Sie drosseln gleichzeitig auch den gesamten Stoffwechselmotor. Der Körper verbraucht weniger Kalorien und setzt mehr Fett an.

Vorsicht auch vor Zucker. Als Kohlenhydratquelle zählt er zwar nicht zum Dickmacher Fett. Aber er bringt den Blutzuckerspiegel ins Schwanken. Dadurch werden Enzyme aktiviert, die die Fettzellen auffüllen, und zusätzlich kommt noch Hunger auf.

Stoffwechsel im Teufelskreis

Jetzt entsteht das, was man einen Teufelskreis nennt: Mehr Fett und ein müder Stoffwechsel machen schlapp, die Energie für Sport und Bewegung fehlt, und Muskeln werden schneller abgebaut, Fett aber aufgebaut. Und die trägen Fettzellen verbrennen erneut weniger Energie als die aktiven Muskelzellen. Je mehr Fett also auf Kosten der Muskeln gebildet wird, desto langsamer läuft der Stoffwechselmotor und desto weniger Kalorien verbraucht der Körper. Der entstehende Kalorienüberschuß landet dann wiederum als Fett in den immer stärker anwachsenden Fettzellen. Die Fettgene lassen sich nur dadurch austricksen, daß möglichst viel Fett vom Speiseplan gestrichen wird. Hungern braucht niemand dabei, denn bei den Kohlenhydraten und Eiweißen reagieren die Fettgene ganz normal, bauen also Eiweiß- und Kohlenhydratkalorien nur ganz selten in Fett um. Es sind einzig und allein die Fettkalorien, die den Stoffwechsel dazu bringen, größere Fettpolster anzulegen.

Zu viele Fette, zu wenig Kohlenhydrate

Die Deutsche Gesellschaft für Ernährung gibt Empfehlungen heraus, nach denen jeder seinen Energiebedarf zu mehr als 55 Prozent aus Kohlenhydraten decken soll. Weitere 30 Prozent entfallen aufs Fett und etwa 15 Prozent gebühren dem Eiweiß – genau die richtige Relation auch für Übergewichtige. Die Realität sieht ganz anders aus. Wir essen zu viel Fett und zu wenig Kohlenhydrate. Das schadet nicht nur einer schlanken Linie, sondern auch einem vitalen Herzen, einem gesunden Darm und einem aktiven Stoffwechsel. Erst wenn das Ungleichgewicht zwischen Kohlenhydraten und Fetten ausgeglichen wird, verliert der Körper auf ganz natürliche Art seine überflüssigen Pfunde.

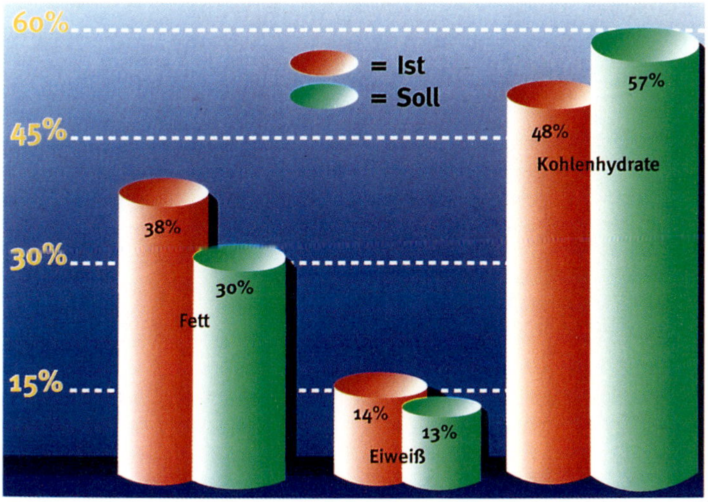

Das Diagramm zeigt deutlich, daß der Durchschnitts-Deutsche im Vergleich zu den Empfehlungen der Deutschen Gesellschaft für Ernährung (DGE) zu wenig Kohlenhydrate und zu viel Fett ißt.

TIP

In Fleisch-und Wurstwaren sind die meisten Fette versteckt. Kennt Ihr Metzger nicht die genauen Fettwerte, dann greifen Sie zur Pfanne: Legen Sie eine Wurstscheibe hinein und erhitzen Sie die Pfanne, bis das Fett austritt. Sie werden erstaunt sein, wieviel Fett Sie danach in Ihrer Pfanne haben. Wenn Sie unterschiedliche Wurstsorten diesem Pfannentest unterziehen, können Sie anhand der ausgetretenen Fettmenge grob die unterschiedlichen Fettgehalte abschätzen.

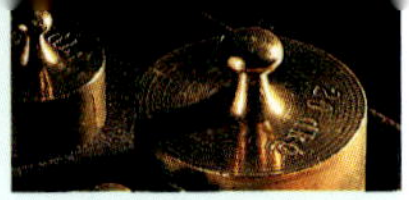

Fettfallen umgehen

Gehen Sie Fetten so weit wie möglich aus dem Weg.

- **Einfachste Übung:** Statt Butter oder Margarine nehmen Sie die Halbfett-Alternativen. Streichen Sie sich auch mal Schmand statt Butter aufs Brötchen. Und wenn Sie Ihr Brot mit Käse oder Wurst belegen, schmeckt Tomatenmark statt Butter. Oder Sie verzichten öfter mal ganz auf Butter und Marganine, denn unter der Streichwurst oder dem Weichkäse braucht man wirklich kein Fett mehr.

- **Knabbern Sie gerne** Kartoffelchips, Pistazienkerne und Erdnußflips? Wissen Sie auch, daß diese Knabbereien oft 25 bis 50 Prozent pures Fett enthalten? Steigen Sie um auf andere Knabbersachen. Wie wär's mit Popcorn, Fruchtschnitten, Müsliriegeln oder Rosinen, gemischt mit einigen gehobelten Haselnüssen?! Sicher, die enthalten auch etliche Kalorien, aber erheblich weniger vom Dickmacher Fett.

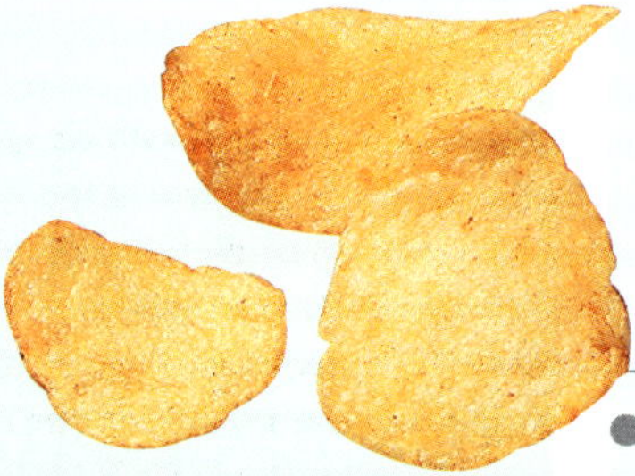

Achtung Fettfalle: Wer weiß schon, daß solche Knabbersnacks bis zur Hälfte aus Fett bestehen?

- **Auf Öl im Salat sollte niemand ganz verzichten.** Doch je aromatischer das Öl, desto weniger brauchen Sie. Wechseln Sie also zu Kürbiskernöl, Walnußöl oder kaltgepreßtem Olivenöl.

- **Wenn Sie oft in viel Fett braten oder dünsten,** lohnt sich eine Pfanne mit Anti-Haft-Versiegelung. Darin setzt am Boden von Pfanne und Topf selbst dann nichts an, wenn Sie auf Fett (fast) verzichten.

- **Blätterteig besteht zu einem Viertel aus Fett.** Steigen Sie also vom Blätterteig-Gebäck auf den viel fettärmeren Strudelteig um. Schmeckt genauso gut.

- **Fragen Sie Ihren Metzger** nach den Fettgehalten seiner Wurstwaren. Und lassen Sie sich Wurstsorten empfehlen, die mit guten Gewürzen und aromatischem Fleisch auch mit weniger Fett einen vollen Geschmack haben.

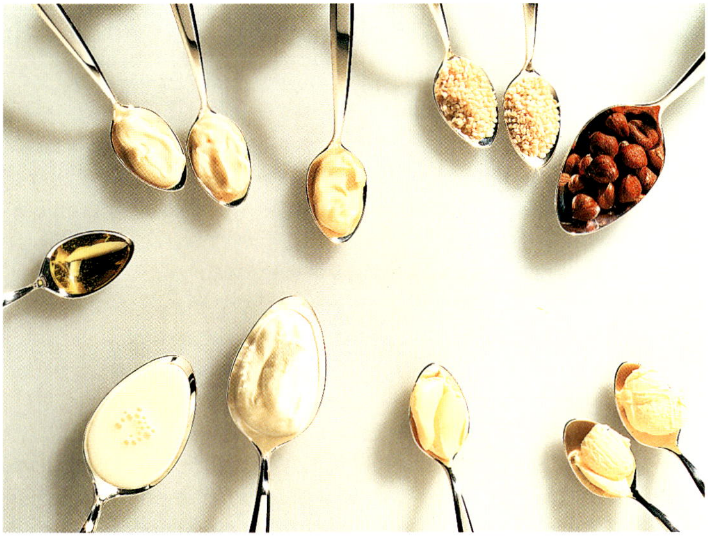

Damit die Pfunde nicht wuchern, sondern weichen, muß bei Butter, Öl, Mayonnaise, Sahne und Nüssen gespart werden.

Kohlenhydratquellen entdecken

Essen Sie zwischendurch gesunde Kohlenhydrate, die Sie den ganzen Tag fit halten:

- **Streichen Sie** auf ein Knäckebrot sehr dünn Honig und belegen Sie es mit dünnen Kiwischeiben.
- **Fruchtriegel** sind zwar genauso süß wie Gummibärchen oder Bonbons, aber viel gesünder.
- **Ein Drink aus Haferkleie-Instantflocken** und reinen Säften ist sehr schnell gemixt und bringt sehr viele komplexe Kohlenhydrate und Ballaststoffe, die dem Hunger vorbeugen.
- **Statt des Schokoriegels** ist ein Müsliriegel – wenn möglich mit wenig Zucker – immer noch die bessere Wahl, weil seine Ballaststoffe verhindern, daß der Zucker sofort ins Blut schießt und schnell verbraucht wird.
- **Bei Appetit auf Kekse** sollten Sie besser zu Vollkorngebäck greifen. Damit ist der Süßhunger schneller gestillt.

TIP

Kohlenhydrate machen satt, heben die Stimmung und erhöhen einen niedrigen Grundumsatz. Allerdings hält dieser positive Effekt bei komplexen Kohlenhydraten aus Vollkorn, Kartoffeln, Hülsenfrüchten und Gemüse viel länger an, als bei den einfachen Kohlenhydraten aus Zucker, Bonbons und Süßigkeiten.

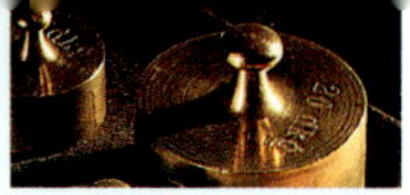

Die Psyche als Dickmacher?

Übergewichtige sind weder lustiger noch launischer, weder geselliger noch genußsüchtiger als normalgewichtige Menschen auch. Sie leiden nicht vermehrt unter Neurosen, Angst oder Depressionen, auch wenn einige Psychologen seit Jahrzehnten versuchen, eine »dicke Persönlichkeitsstruktur« zu finden.

Übergewichtige werden höchstens durch das allgegenwärtige schlanke Schönheitsideal, durch abschätzige Blicke und durch viele vergebliche Diätversuche unsicher und neurotisch gemacht. Wenn es nicht die andere Persönlichkeit ist, so ist es vielleicht das Eßverhalten, das die Dicken von den Dünnen unterscheidet. Deshalb ein kleiner Test, in dem Sie etwas über Ihr Eßverhalten lernen.

TIP

Gerade im Streß wird gerne Schokolade gegessen. Kein Wunder, enthält sie doch große Mengen vom Anti-Streß-Mineral Magnesium und zusätzlich noch Zucker, der als schneller Kohlenhydratlieferant im Gehirn Hormone anregt, die die Stimmung anheben. Doch leider steckt in der Schokolade jede Menge Fett. Eine große Portion Müsli aus Haferflocken (enthält ebenfalls Magnesium und Kohlenhydrate) ist daher die bessere Alternative.

Testen Sie Ihr Eßverhalten

**Lesen Sie sich jeweils den ersten Satz durch und dann die beiden Alternativen A und B.
Welche trifft am ehesten auf Sie zu?**

Sie kaufen sich nach dem Stadtbummel ein Stück Kuchen.

A Sie nehmen den Kuchen mit und essen das Stück gemütlich daheim.

B Sie essen den Kuchen sofort auf.

Auf einem Fest gibt es ein Buffet mit vielen leckeren Dingen.

A Sie lassen es sich schmecken, aber wenn Sie satt sind, reizt Sie das Buffet nicht mehr.

B Sie gehen immer wieder während des Festes zum Buffet.

Sie haben Ärger im Büro oder in der Familie.

A Am besten kommen Sie wieder in Stimmung, wenn Sie etwas Leckeres essen.

B Ob Sie jetzt etwas essen oder nicht, hat keinen Einfluß auf Ihre Stimmung.

Sie haben bei einem festlichen Menü gut und gehaltvoll gegessen.

A Sie überlegen, wieviele Kalorien Sie etwa zu sich genommen haben, wie Sie diese Kalorien wieder einsparen oder ob Sie nicht mal wieder eine Diät machen sollten.

B Sie freuen sich ohne Reue über den Genuß.

Sie haben lange gearbeitet, kommen gestreßt nach Hause und haben nur einen Wunsch.

A Jetzt sollte das Abendessen schon auf den Tisch stehen.

B Auspannen, den Streß vergessen.

An einem heißen Tag gönnen Sie sich ein leckeres Sahneeis. Eine halbe Stunde später kommen Sie an Ihrer Lieblings-Eisdiele vorbei.

A Sie kaufen sich nochmals ein Eis.

B Sie gehen dran vorbei.

Wie oft haben Sie **A** ausgewählt? Mindestens viermal? Dann sind Sie ein Risikokandidat für ein paar Pfunde zuviel. Zumindest verhalten Sie sich so, wie es ein »typischer« Übergewichtiger auch tun würde. Er kann den leckeren Dingen schwer widerstehen. Selbst wenn er keinen Appetit mehr hat, ißt er noch weiter. Außerdem greift er häufiger zur Kühlschranktür, wenn es ihm schlecht geht, er unter Streß steht oder ihn das Fernsehprogramm langweilt. Es sei denn, er macht gerade mal wieder Diät, fastet und studiert Kalorientabellen. Wie Sie jedoch ein besseres Ernährungsverhalten einüben, dazu mehr ab Seite 81.

Wenn Sie beim Essen nur noch daran denken, auf keinen Fall zuviel zu essen und in Gedanken bei jedem Bissen die Kalorien zählen, dann verlernen Sie, auf Ihre natürliche Appetitgrenze zu achten. Das kann schlimme Folgen haben. Wer nur noch vom Kopf her steuert, wieviel er ißt und nicht mehr auf seinen Magen hört, der weiß bald nicht mehr, wann er wirklich satt ist. Machen Sie Schluß mit eisernen Eßregeln. Lernen Sie wieder, ohne Kalorienstreß zu genießen.

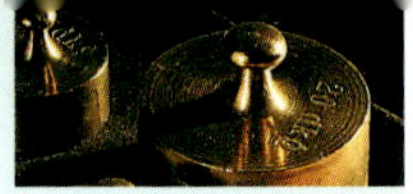

Streßesser und Nimmersatte auch unter den Dünnen

Auch etliche dünne Menschen essen bei Streß mehr oder verdrücken noch das letzte Häppchen, selbst wenn sie längst keinen Hunger mehr haben. Ihr Ernährungsverhalten unterscheidet sich nicht von denen, die fünf Kilo mehr auf die Waage bringen. Nur daß Dünne auch dann nicht ans Abnehmen denken, wenn sie mal richtig geschlemmt haben. Schließlich können sie sich einige Kalorien mehr ohne Gewichtsprobleme leisten. Ihre Gene machen es möglich. Nur Übergewichtige kontrollieren immer stärker Ihre Ernährung, achten genau darauf, was und wieviel Sie essen, schränken sich ein und zügeln Ihren Genuß.

Strenge Ernährungskontrolle lohnt nicht

Wer permanent unzufrieden ist mit seiner Figur, fast immer nach einer noch besseren Ernährung sucht und sich völlig verunsichert von einer Blitzdiät zur nächsten hungert, kontrolliert zwar sehr stark seinen Appetit. Ob er damit erfolgreich abnehmen kann, bezweifeln viele Wissenschaftler. Denn Untersuchungen zeigen, daß sich eine ständige strenge Kalorienkontrolle nicht lohnt. Gezügelte Esser sind nicht dünner als ungezügelte Genießer. Vermutlich liegt es am Jo-Jo-Effekt: Das Rauf und Runter auf der Waage schadet nämlich der Linie. Denn der Körper wehrt sich gegen den Kalorienentzug, indem er weniger Kalorien verbrennt, wichtige Anti-Fett-Hormone nur noch sparsam produziert und den Kreislauf zurückschraubt. Sie merken es daran, daß Ihnen schneller kalt wird und Sie nicht mehr so fit sind. Der Körper hat auf seine Spartaste gedrückt. Hören Sie dann aber mit der Diät auf, so drosselt der Körper noch ein knappes Jahr nach der Diät seinen Energiehaushalt und geht sparsamer mit den Kalorien um als davor. So ist jeder nach einer Diät gezwungen, weniger zu essen als vor der Diät. Wer nach der Diät genauso viel ißt wie zuvor, bei dem steigt die Waage unweigerlich kräftig an, und die nächste Diät wird erneut fällig. Eine Teufelkreis beginnt.

TIP

Aus dem Jo-Jo-Teufelskreis kommen Sie nur heraus, wenn Sie für mindestens zwei Monate jeden Gedanken an Diät vermeiden, die Waage in die hinterste Ecke Ihres Kellers stellen und alle Diätpläne, die Sie bislang ohne langfristigen Erfolg durchgeführt haben, in den Müll werfen. Bringen Sie mit viel Bewegung und Sport Ihren Körper dazu, von sich aus wieder mehr Kalorien zu verbrennen. Dann nehmen Sie ab und steigern gleichzeitig Ihren Grundumsatz.

Diäten und Schlankmacher auf dem Prüfstand

Von Ananaskur bis Zitronensaft gibt es unzählige Diäten und Schlankheitsmittel, die Ihnen angeblich beim Abspecken helfen sollen. Was ist von ihnen halten?

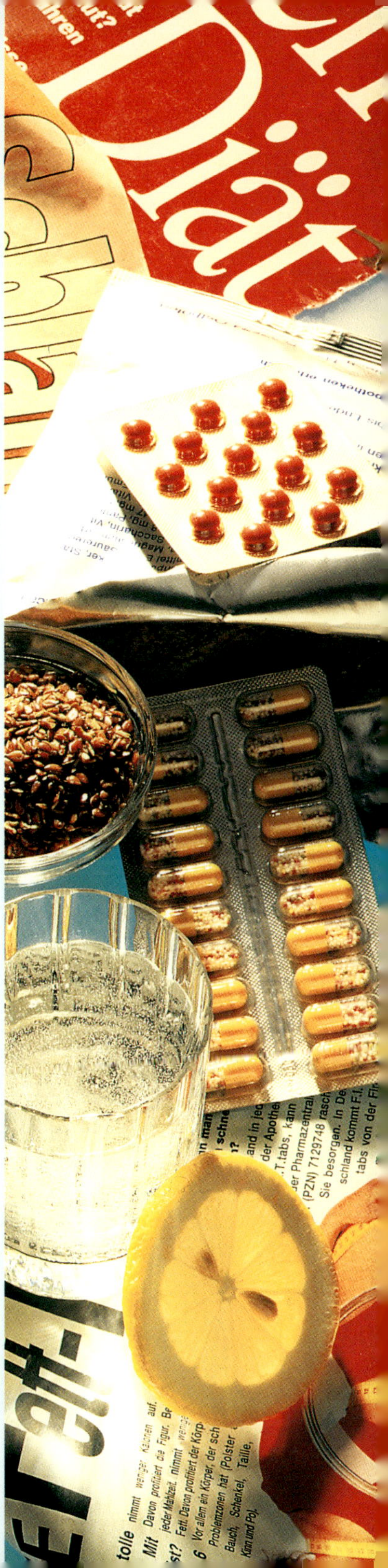

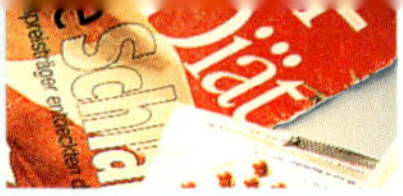

Diäten-ABC

Weniger essen will gelernt sein. Unzählige Diäten und Ernährungsprogramme geben vor, das Abnehmen zur leichtesten Sache der Welt zu machen. Doch die wenigsten Frauen – und Männer – konnten mit ihren Diäten einen dauerhaftem Erfolg verbuchen. Die meisten enden mit dem Frust, es mal wieder nicht geschafft zu haben und auf viel zu hohe Versprechen hereingefallen zu sein.

Deshalb Vorsicht! Bei viel zuvielen Diäten müssen Sie sich stark einschränken, vollständig Ihre Ernährung umstellen und nach strengem Plan essen. Und wenn Sie dann nach zwei Wochen und mit fünf Pfund weniger auf der Waage endlich wieder Ihre Leibgerichte genießen dürfen, nehmen Sie besonders schnell wieder zu. Was nützt die beste Diät, wenn Sie dabei nicht lernen, wie Sie sich in Zukunft besser ernähren können? Im schlimmsten Falle haben Sie sogar mit einer extremen Diät Ihrer Gesundheit geschadet!

TIP

Bei vielen Diäten leidet die Stimmung: Sie sind gereizt, schlecht gelaunt und haben zu nichts Lust. Denn es mangelt Ihnen an Kohlenhydraten und auch an Vitaminen, die im Gehirn für die nötigen Gute-Laune-Hormone (Endorphine) sorgen. Hören Sie auf mit einseitigen Diäten – dann fühlen Sie sich auch wieder wohl.

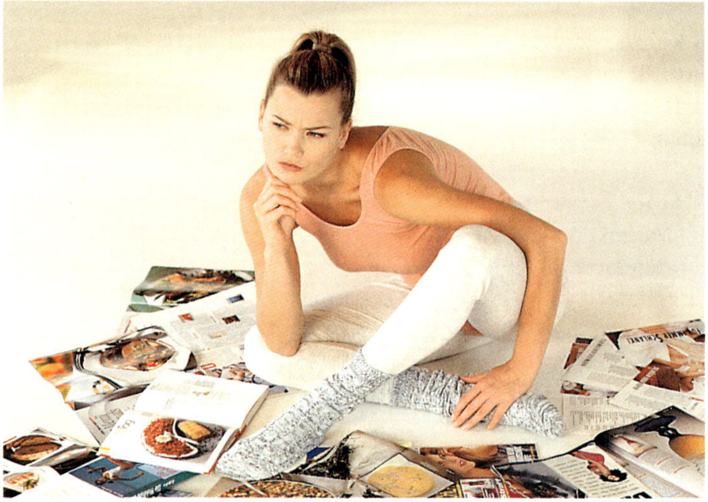

Wer kennt sich noch aus im Diäten-Dschungel? Lernen Sie unterscheiden zwischen falschen Versprechen und echter Hilfe.

Übersicht über die wichtigsten Diät-Typen

● **Kohlenhydratarme Diäten** nennt man die Atkins- und die Lutz-Diät. Eiweiß und Fett gibt es im Überfluß, an Kohlenhydraten aber mangelt es. Der Stoffwechsel baut Kohlenhydrat-Ersatzstoffe aus Fett zusammen, die jedoch den Körper, insbesondere die Nieren belasten. Außerdem läßt das viele Fett in diesen Diäten das Cholesterin ansteigen.

● **Eiweißreiche Diäten** wie die Mayo-, Hollywood-, Köhnlechner- und die Eier-Diät machen satt, heizen den Stoffwechselmotor an, und wer viel Eiweiß ißt, baut wenig wertvolles Körpereiweiß ab. Aber: Eiweiß wird in Harnsäure umgebaut und zu viel davon führt gerade bei Übergewichtigen oft zu Gicht.

● **Kohlenhydratreiche Diäten** wie beispielsweise die Dr. Haas-Diät, die Schnitzer- und Schroth-Kur, die F-Plan-, Reis-, Kushi- und Kartoffel-Diät bestehen aus viel Getreide oder Kartoffeln, Gemüse und Obst. Kein Wunder, daß die Diäten recht vitaminreich sind und außerdem mit Ballaststoffen nur so protzen. Gut für die Gesundheit. Allerdings nur, wenn die Diät möglichst abwechslungsreich ist und mindestens 1200 Kalorien enthält.

● **Kalorienreduzierte Mischkost** wie die Brigitte-Diät oder das FdH-Prinzip ist sehr abwechslungsreich. Trotzdem auf vitalstoffreiche Lebensmittel achten, damit bei wenig Kalorien das Soll an Vitaminen und Mineralstoffen gedeckt wird!

● **Abnehmprogramme** wie die Weight-Watchers, Abnehmen mit Vernunft und die Vierjahreszeiten-Kur der AOK sind nicht auf den schnellen Abnehmerfolg aus. Sie wollen das Ernährungsverhalten verbessern und achten darauf, daß die Teilnehmer auf gesunde Art ihre Pfunde verlieren.

● **Fastenkuren** versprechen den maximalen Abnehmerfolg: Ob Sie nun Nulldiät machen, nach Buchinger fasten oder bei F. X. Mayr trockene Brötchen kauen; ob Sie fast nur Wasser, Brühe, Tee oder (je nach Fastenart) auch Säfte und Buttermilch trinken, damit greifen Sie tief in Ihren Stoffwechsel ein. Deshalb also nur in Absprache mit dem Arzt und am besten in einer Klinik fasten.

1 Kilo Körperfett besteht aus etwa 6000 bis 7000 Kalorien. Erst wer diese Kalorienmenge einspart, hat (rein theoretisch) ein Kilo Fett verloren. Dazu braucht er aber selbst beim totalen Fasten etwa drei Tage. Versprechungen wie »ein Pfund Fett weniger pro Tag« sind purer Unsinn.

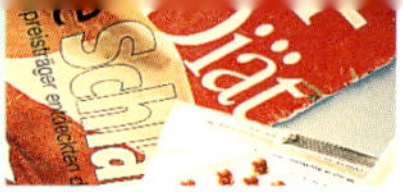

Abnehmen – aber mit Vernunft

Die Bundeszentrale für gesundheitliche Aufklärung hat dieses Gruppenprogramm entwickelt, das hauptsächlich in Volkshochschulkursen angeboten wird. Die Teilnehmer lernen nicht nur, sich mit weniger Kalorien ausgewogen zu ernähren, sondern erfahren auch etwas über Bewegung und entdecken ihre Eßgewohnheiten. Ziel ist nicht die schnelle Fettschmelze, sondern ein neues Wohlfühlgewicht. So sollen fette durch magere Lebensmittel ausgetauscht, falsche Eßgewohnheiten gemieden und der Geschmack an gesundem Essen neu entdeckt werden. Ein rundum gesundes Abspeck-Programm für alle, die ihre Ernährungsgewohnheiten ändern wollen und sich zum Abnehmen Zeit lassen.

Ananas-Diät

Die Enzyme aus Ananas, Papaya oder Kiwi sind eiweißspaltende Enzyme, die niemals Fette abbauen, selbst wenn diese Enzyme die aggressive Magensäure überleben würden.

Wenn ein Pfund Ananas nur 285 Kalorien enthält, sättigt, voller Vitamine ist und sich zusätzlich noch Fettabbau-Enzyme darin verbergen, dann sind die Exoten doch sicher das Beste für eine schlanke Linie. So dachte ganz Kalifornien vor mehrals 50 Jahren. Wer heute noch an die Wunderkraft der Ananas glaubt, hat zwei Dinge nicht begriffen: Kein Lebensmittel bringt alleine alle Vitalstoffe mit, die der Mensch braucht. Und: Enzyme in Lebensmitteln haben keine Chance, jemals Körperfette aufzuspalten. Spätestens im Magen werden Enzyme durch die scharfe Magensäure abgetötet. Der Erfolg der Ananas-Diät ist schnell erklärt: Wenig Kalorien und noch weniger Appetit, wenn es morgens, mittags und abends immer nur das eine gibt: Ananas.

Atkins-Diät

Sie brauchen keine Kalorien zu zählen, dürfen fetten Gänsebraten oder die Leberwurst pur essen – und davon nehmen Sie ab? Auch wenn Sie es nicht glauben, es funktioniert. Aber probieren Sie es lieber nicht aus. Wer sehr viel Fett ißt, aber fast keine Kohlenhydrate aus Brot, Kartoffeln, Nudeln oder Reis zu sich nimmt, dessen Stoffwechsel stellt sich total auf Fettverbrennung um. Die Muskeln brauchen Energie, und die entziehen sie unter großem Aufwand den

Körperreserven. Dabei wird auch viel Wasser frei, so daß die ersten verlorenen Pfunde reines Wasser, aber noch kein Gramm Fett sind. Danach erst geht es an die Fettpolster. Gefährlich wird die Diät, wenn Übergewichtige schon einen gestörten Fettstoffwechsel haben und die Nieren belastet sind. Denn bei der Atkins-Diät machen die Fett- und Eiweißmengen der großen Fleischportionen Leber, Herz, Kreislauf und Nieren zu schaffen.

Brigitte-Diät

Schon unsere Mütter haben damit abgenommen. Und immer hat die Brigitte-Diät das neueste Wissen um Kalorien und Kilos und die neuesten Trends von Vegetarisch bis Vollwert in ihre Rezepte mit eingebaut. Jetzt wurde beim Fett nochmals gründlich abgespeckt. Ergebnis ist eine vitalstoffreiche, fettarme Diät, die dank ihrer vielen Kohlenhydrate satt macht. Die Rezepte sind alltagstauglich, und jeder, der diese Diät mehrmals durchgekocht und ausprobiert hat, lernt ganz nebenbei, wie er schnell, lecker und leicht auch ohne genaue Rezepturen kochen kann. Ideal für zwei Wochen, auch im Berufsleben, aber nichts für längere Zeit. Dazu fehlt's mitunter an einigen Vitalstoffen.

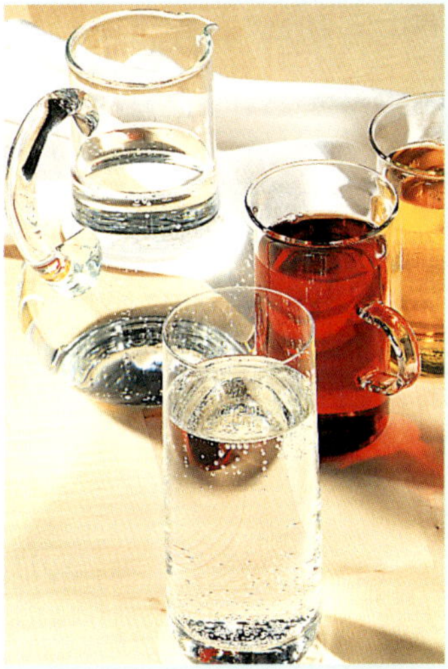

Säfte, Tees, Wasser und Gemüsebrühen – damit hat der Arzt Otto Buchinger seinen akuten Gelenkrheumatismus behandelt und eine eigene Fastenmethode begründet.

Buchinger-Fasten

Fasten mit Gemüsebrühe, Tees, Mineralwasser und Säften, hin und wieder auch mit Buttermilch – damit nimmt man beim Buchinger-Fasten ab, deckt aber mit diesen flüssigen Lebensmitteln nur einen Teil des Vitamin- und Mineralstoffbedarfs. Deshalb ist längeres Fasten auch nur unter ärztlicher Kontrolle zu verantworten. Sehr viel Wert legt Buchinger-Fasten auf den schonenden Übergang vom Fasten zum normalen Essen, auf Bewegung und Entspannung. In vielen Kliniken lernen die Patienten, wie Sie sich besser ernähren können, um nicht bald wieder genauso viel zu wiegen wie vor der Fastenkur. Allerdings wurde das Buchinger-Fasten zu Beginn des 20. Jahrhunderts auch nicht als Abnehmprogramm entwickelt, sondern um Krankheiten wie Rheuma, Stoffwechselstörungen und Kreislaufleiden zu behandeln.

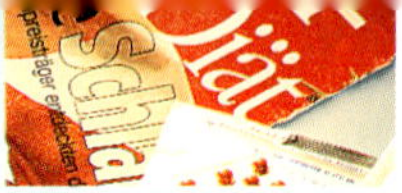

Cooley-Diät

Viel Eiweiß, doch wenig Kalorien bei fettarmen Steaks, Schnitzeln, Hähnchenfleisch und Eiern ganz ohne Öl und Fett, das läßt trotz des vielen Eiweißes Muskeln, danach aber auch Fettgewebe schwinden. Die Körperreserven werden angegriffen, weil bei der Cooley-Diät Brot und Zucker verboten sind, so daß Kohlenhydrate fehlen, um die Gehirnzellen aktiv zu halten. Neben den Kohlenhydraten mangelt es noch an anderen lebenswichtigen Stoffen. Deshalb werden auch Multivitaminpräparate empfohlen. Die Cooley-Diät mit ihrem vielen Eiweiß und dessen Abbauprodukten bringt den Stoffwechsel in Unruhe. Das belastet die Nieren. Außerdem dürfte bei den wenigen Ballaststoffen bald die Verdauung streiken. Keine Diät zum gesunden Abnehmen.

Eier-Diät

Der große Vorteil dieser Diät: Sie werden satt. Dafür sorgen die vielen Eier, zu denen es nichts anderes gibt als etwas Salat und Obst, auf gar keinen Fall Fett, allerhöchstens mal eine Scheibe Knäckebrot. Das wird schnell langweilig, eintönig und auf Dauer kaum genießbar. Gut so, denn das viele Cholesterin in den Eiern und die wenigen Kohlenhydrate führen zu Nährstoffmangel, müden Muskeln, schlechter Stimmung und oft zu hohen Cholesterinwerten.

Tip

Mineralwasser und Kräutertees vertreiben beim Abnehmen nicht nur kurzfristig den Hunger, sie entlasten auch die Nieren bei ihrer Aufgabe, die bei einer Diät anfallenden Abbauprodukte des Stoffwechsels auszuscheiden.

Eiweiß-Diät

Wenig Brot, Nudeln, Kartoffeln, Öl und Fett, dafür aber viel Fleisch und Fisch mit Salaten, Gemüse und Obst machen satt, plündern aber den Kohlenhydratvorrat des Körpers aus. Hierbei verliert der Körper viel Wasser, was sich als vermeintlich schneller Gewichtsverlust auf der Waage zeigt. Trotz der eiweißreichen Ernährung baut der Organismus außerdem Muskeleiweiß ab und später Fett, um sich davon zu ernähren. So schwinden die Pfunde langsam, aber stetig. Trotzdem: Nach zwei Wochen sollte Schluß sein mit dieser einseitigen Eiweißmast. Sie kann den Nieren schaden und zu Gichtschüben führen. Außerdem verbraucht diese Eiweiß-Diät viel Kalzium, so daß auf die Dauer die Knochen mürbe und brüchig werden können.

Eskimo-Diät

Eskimos strotzen vor Vitalität, sind selten übergewichtig und leiden so gut wie nie unter Arterienverkalkung. Denn die vielen Makrelen, Heringe, Lachse und Forellen bringen jede Menge hochgesunder Fettsäuren auf den Tisch der Polarbewohner. Und diese speziellen Fette senken das Cholesterin, bilden wichtige Körperhormone und regeln den Stoffwechsel, anstatt sich in dicken Fettzellen abzusetzen. Bei der Eskimo-Diät gibt es daher viel Fisch (frisch oder tiefgekühlt) nur mit etwas Gemüse, einem Salat und zwischendurch Obst. Süßes ist verboten ebenso wie fettes Fleisch, Innereien oder fette Milch und Milchprodukte. Macht etwa 1200 Kalorien pro Tag. Da nimmt man schnell ab. Allerdings fehlen manche Vitamine und Mineralstoffe und die als Energiespender wichtigen Kohlenhydrate. Es kann daher gut sein, daß Mitteleuropäer bei der Eskimo-Diät nicht fit werden, sondern schlapp machen.

FdH-Diät

»Friß die Hälfte« ist wohl das einfachste Diät-Prinzip. Leider auch eines der schlechtesten. Weil viele Menschen ohnehin schon in einem Mineralstoff- und Vitaminmangel stecken, kommen sie bei diesen lebenswichtigen Nährstoffen mit dem FdH-Prinzip noch stärker ins Minus, und mit den Fettröllchen schwindet dann auch die Fitneß. So schadet langfristig FdH der Gesundheit. Lernen Sie lieber, sich ausgewogen zu ernähren: nicht von allem die Hälfte, sondern vom Richtigen das Doppelte.

Fit-for-Life-Diät

Eigentlich will das aus den USA stammende Fit-for-Life-Programm gar keine Abnehm-Diät sein, sondern ein Ernährungssystem, bei dem jeder gleich auch noch seine überzähligen Pfunde verliert. Bis zum Mittag nur Obst, danach Salate oder Suppe und erst abends Fleisch, Fisch und Gemüse – wer wollte dabei nicht abnehmen. Und das gar nicht mal ungesund. Nur leider enthält das Programm riskante Empfehlungen: Beispielsweise gelten Milch und Milchprodukte als schädlich, weil sie angeblich die Darm-

TIP

Bewegen Sie sich, damit Ihr Körper beim Abnehmen wirklich Fett abbaut und nicht zu viel Muskeleiweiß verliert. Sport schützt die Muskeln am besten davor, bei einer Diät als Energiereserve verbrannt zu werden.

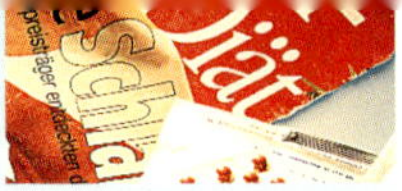

wände verkleben. Falsch! Der Mensch braucht Milch, Joghurt und Käse, weil das darin enthaltene Kalzium Knochen und Zähne stärkt. Auch versteht kein Ernährungsexperte, warum Fit for Life destilliertes, also mineralstofffreies Wasser empfiehlt. Daß gemäß einer weiteren Fit-for-Life-Grundregel auch noch Kohlenhydrate und Eiweiße bei den einzelnen Mahlzeiten zu trennen sind, macht das Programm erst recht lebensfremd und unpraktikabel.

Formula-Diäten

Wer nichts falsch machen will, geht in die Apotheke, ins Reformhaus oder in die Drogerie und läßt sich einer der vielen Formula-Diäten geben. So heißen die Fertigdiäten zum Anrühren, die meistens aus Pulvern unterschiedlichster Geschmacksrichtungen bestehen. Nach dem Diätgesetz müssen sie hochwertiges Eiweiß, wertvolle Fettsäuren, genügend Kohlenhydrate und auch die wichtigsten Vitamine und Mineralstoffe enthalten. Diese Diät scheint ideal für Kochmuffel und Büromenschen: gesundes Abnehmen ohne Kochtopf und Rezepte. Doch auf Dauer werden die besten Pulver eintönig. Außerdem lernt niemand durch bloßes Umrühren von Pulvernahrung, wie er sich gesund und trotzdem lecker ernähren kann.

Fertigdiäten müssen in jeder Tagesration mindestens 50 g Eiweiß, 7 g Linolsäure (lebenswichtige Fettsäure) und 90 g Kohlenhydrate sowie 18 mg Eisen, 800 mg Kalzium, 12 mg Vitamin E und 75 mg Vitamin C enthalten. § 14 a Diätverordnung

F-Plan-Diät

Das »F« kommt vom englischen Ausdruck für Ballaststoffe: Fiber. Vorgeschrieben sind bis 50 Gramm von diesen Faserstoffen. Sie sättigen enorm und stecken hauptsächlich in so gesunden Lebensmitteln wie Vollkornbrot, Gemüse, Obst, Hülsenfrüchten und Müsli, mit dem jeder Tag beginnt. Das Trinken darf bei diesen ungewohnt hohen Ballaststoffmengen nicht vergessen werden. Selbst dann noch können ein empfindlicher Magen und Darm bei so viel Ballast Probleme bekommen. Ansonsten helfen aber gerade Ballaststoffe und der geringe Fettanteil bei der F-Plan-Diät dabei, effektiv die Fettzellen auszuhungern und gleichzeitig Herz und Gefäße zu kräftigen. Wer über längere Zeit mit der F-Plan-Diät gesund abnehmen will, sollte die 1500-kcal-Variante wählen, um mit den wichtigsten Vitaminen und Mineralstoffen gut versorgt zu sein.

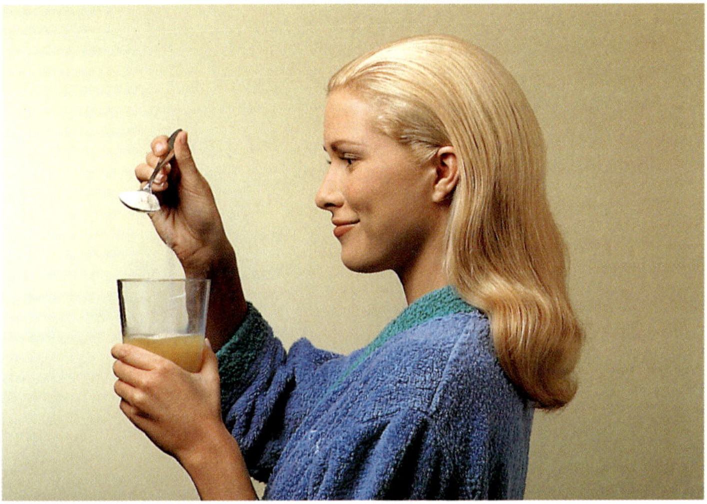

Formula-Diäten sind als Pulver oder Granulat schnell zuzubereiten, bieten geschmacklich aber nur wenig Abwechslung.

Dr. Haas-Diät

Viel Pflanzenkost und wenig Fleisch und Fisch propagiert die Dr. Haas-Diät. Gedacht als eine Ernährung für Erfolgreiche eignet sich diese kohlenhydratbetonte und fettarme Fitneß-Diät aber auch für Büromenschen und normale Zeitgenossen, die abnehmen wollen. Die von Dr. Haas empfohlenen Ergänzungsstoffe – darunter angebliche Fettverbrenner wie das Coenzym Q 10 oder das L-Carnitin – sind allerdings überflüssig. Auch ohne die ebenfalls empfohlenen Vitamin- und Mineralstofftabletten kommen Sie gut über die Runden, wenn Sie bei der Dr. Haas-Diät auf mindestens 1500 Kalorien achten. Sonst könnte es mit den Vitalstoffen allzu knapp werden.

Hay'sche Trennkost

Trennkost ist immer noch im Trend, auch wenn längst nachgewiesen ist, daß das Trennkost-Prinzip nicht stimmt: Kohlenhydrate und Eiweiß brauchen nicht getrennt zu werden. Beides kann gleichzeitig in Magen und Darm optimal verdaut werden. Das schafft schließlich schon der Säugling, wenn er an der Mutterbrust saugt. Denn Muttermilch be-

Jeder vierte Mann und jede zweite Frau haben mindestens eine der zahllosen Diäten hinter sich. Etwa acht Prozent aller Frauen machen regelmäßig oder fast immer eine Diät. Der Ernährungspsychologe Prof. Volker Pudel spricht daher von einem »kollektiven Diätverhalten« in Deutschland.

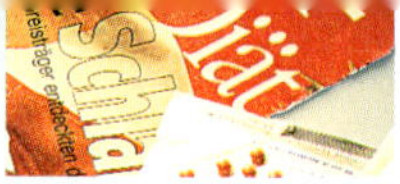

steht aus Eiweiß und Kohlenhydraten (Milchzucker). Wer es trotzdem lieber getrennt mag, soll sich gerne die Mühe machen. Er sollte nur darauf achten, daß er sich abwechslungsreich ernährt. Abnehmen wird er dabei wahrscheinlich auch, einfach weil die ungewohnte Kost anders schmeckt, komplizierter zu kochen ist und bei der Trennkost keiner einfach unüberlegt drauflos essen kann.

Herbalife

Herbalife gehört ebenfalls zu den Formula-Diäten, wird aber nicht in Apotheken oder Drogerien, sondern von Herbalife-Verkäufern im Direktvertrieb angeboten. Nach Angaben der Deutschen Gesellschaft für Ernährung (DGE) hält auch Herbalife die Bestimmungen der Diätverordnung ein, gefährdet also nicht die Gesundheit, sondern höchstens den Geldbeutel: Die DGE hat ausgerechnet, daß die Herbalife-Produkte (Instant-Getränke, Ballaststoffpräparate und Vitamintabletten) pro Monat 265 Mark kosten – und urteilt: »Wie alle Formula-Diäten ist auch Herbalife nicht geeignet, das Gewicht langfristig zu reduzieren, weil die Ursachen des Übergewichts, wie z. B. falsche Ernährungsgewohnheiten, nicht angegangen werden.«

Tip

Ballaststoffe aus Vollkornprodukten, Leinsamen und Weizenkleie helfen Ihnen, wenn während der Diät der Darm streikt oder der Magen knurrt. Doch Ballaststoffe brauchen zum Quellen viel Wasser. Trinken Sie deshalb täglich mindestens einen Liter Mineralwasser zusätzlich, damit die Ballaststoffe den Darm in Schwung und den Magen zur Ruhe bringen.

Hollywood-Diät

Als Kohlenhydrate noch als Dickmacher galten, entstand die Hollywood-Diät mit ihren Luxus-Lebensmitteln wie Ananas, Austern, Lachs und Papayas. Kalorien zu zählen brauchte man nicht. Damals meinte man noch, daß die Enzyme in exotischen Früchten bei der Fettverbrennung helfen. Seit Jahrzehnten als purer Unsinn entlarvt, hält sich diese alte Enzym-Theorie bis heute. Der Erfolg der Hollywood-Diät stieg mit dem Ruhm der Hollywood-Stars, die mit dieser Diät ihre schlanke Linie bewahrten. Sie konnten sich den Luxus leisten, mit Austern abzunehmen. Vielen anderen wurde diese Diät zu teuer. Nur gut so, denn zu viel Eiweiß und zu wenig Kohlenhydrate verschieben das Stoffwechselgleichgewicht. Das belastet den Körper, macht schlapp und schlechte Laune. Also keinen Oskar für die Hollywood-Diät.

Kartoffel-Diät

Bis auf Bratkartoffeln, Pommes, Chips und fette Puffer ist alles erlaubt, was sich aus Kartoffeln zubereiten läßt. Denn ein Kilo Kartoffeln bringen es nur auf 700 Kalorien und nur ein einziges Gramm Fett. Ideal dazu sind fettarme Milch, Magerquark und Joghurt. Die decken den Bedarf an Eiweiß. Reichlich Kartoffelstärke gibt die nötige Energie zum Denken und Arbeiten. Knapp bemessen sind aber etliche Vitalstoffe wie Eisen und die Vitamine A, E und D. Deshalb die Kartoffelkur nur wenige Tage durchführen. Wer kein ausgesprochener Fan der braunen Knolle ist, dem wird schon vorher der Appetit auf allzuviel Kartoffelkost vergangen sein.

Die Variante für Nierenkranke ist die Kartoffel-Ei-Diät. Sie versorgt den Körper mit der besten Eiweißqualität, so daß die Eiweißmenge ganz gering bleiben kann. Und genau das ist überlebenswichtig für Nierenkranke. Wenn Sie nicht nierenkrank sind, müssen Sie sich mit dieser Diät nicht herumquälen. Sie bietet wenig Rezepte und liefert oft nicht genügend Vitamine und Mineralstoffe.

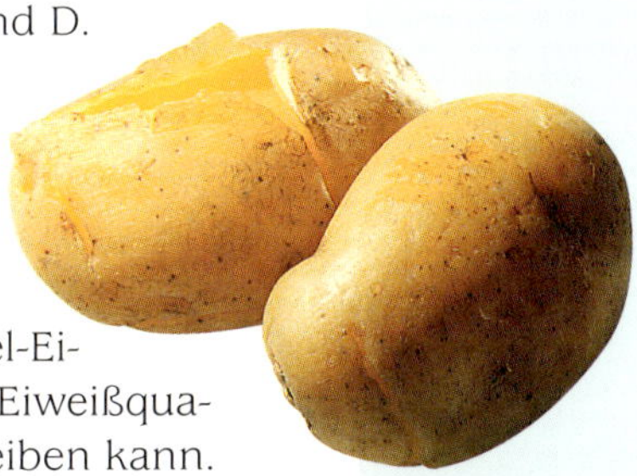

Kartoffeln bieten bei wenig Kalorien viele Vitalstoffe – jedoch nicht alle, die der Körper braucht. Eine reine Kartoffeldiät ist also auf Dauer ungesund.

Köhnlechner-Diät

Köhnlechner trennt streng zwischen Fetten und Kohlehydraten. Seiner Meinung nach macht nur die Kombination von beiden dick. Seine Diät kommt daher ganz ohne Kaloriengrenze aus. Hauptsache, es werden keine Kohlenhydrate zusammen mit Fett gegessen und die Nährstoffe stehen in einem (nach der Meinung Köhnlechners) idealem Verhältnis: viel Eiweiß, ein Drittel Fett und nur ganz wenig Kohlenhydrate. Also keine Kartoffeln mit Fleisch oder Nudeln mit Käsesauce. Obst ist bis auf wenige Ausnahmen gestrichen. Verboten sind alle Süßigkeiten, auch Teigwaren und Kartoffeln sind nicht erlaubt. Menschen mit Nierenproblemen sollten diese eiweißreiche Diät nicht durchführen. Aber auch alle anderen sollten sich überlegen, ob Sie sich mit überholten Trenn-Theorien und zuviel Eiweiß belasten, anstatt zu lernen, wie sie sich auf Dauer vernünftig und gesund ernähren können.

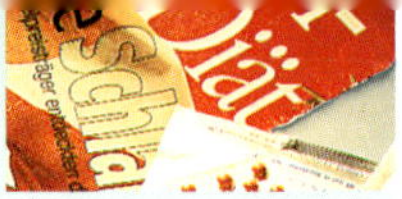

Kushi-Diät

Makrobioten schwören darauf. Denn die Kushi-Diät bringt die zwei Pole Yin und Yang wieder ins Gleichgewicht. Viel Reis und anderes Getreide sind die Basis dieser Diät, die mit nur 1000 Kalorien pro Tag auch bei Übergewicht hilft. Eiweiß und Fett gibt es nur wenig. Diese Diät zwingt einen zur absoluten Ernährungsumstellung. Doch allzu lange sollte niemand sich streng makrobiotisch ernähren: zu wenig Eiweiß, Kalzium, Eisen, Vitamin B_{12} und Zink! Das leert die Energiereserven und schwächt das Immunsystem.

Lutz-Diät

Die Lutz-Diät ist eine milde Art der Atkins-Diät. Der fette Schweinebraten und die Rinderroulade sind nur innerhalb der Kaloriengrenze von 800 bis 1200 Kalorien gestattet. Nur wenig ballaststoffreiches Obst, Gemüse, Salate, Kartoffeln, Reis, Nudeln und gesundes Vollkorn sind erlaubt. Denn angeblich machen Kohlenhydrate dick. Diese längst widerlegte Diättheorie wird zwar jeden Fleischfan begeistern. Doch ohne ausreichende Kohlenhydrate macht auch er schneller schlapp und gerät mit wenig Gemüse, Obst und Getreide in ein Vitamin- und Mineralstofftief. Außerdem streikt irgendwann der Darm, weil Ballaststoffe fehlen, die ihn in Schwung halten. Und bei Gicht und schlechten Blutfettwerten kann die Lutz-Diät mit viel Fett, Fleischeiweiß und Cholesterin gefährlich werden.

Die Fettdepots des Körpers werden in den ersten Tagen einer Diät geschont: Als erstes baut der Körper seine Kohlenhydratreserven in Leber und Muskeln ab. Mit diesen Kohlenhydratreserven wird viermal soviel Wasser ausgeschwemmt. Lassen Sie sich also nicht täuschen, wenn Sie am ersten Diättag schon drei Pfund abgenommen haben. Denn ans Körperfett geht es erst richtig ab dem dritten Diättag.

Mayo-Diät

Mit der weltbekannten amerikanischen Mayo-Klinik hat diese extrem fett- und kalorienarme Diät nichts zu tun. Denn diese eiweißbetonte Kost wird schnell zur Tortur, will man von 1000 Kalorien und wenigen Gramm Fett genußvoll satt werden. Viele Eier und dazu sehr fettarme Fisch- und Fleischstücke, auch etwas Kartoffeln, Gemüse und Obst sind erlaubt. Zu wenig, um ausreichend mit Vitaminen, Mineralstoffen und den lebenswichtigen ungesättigten Fettsäuren versorgt zu sein. Achtung auch vor den vielen Eiern: Nicht empfehlenswert für Menschen mit erhöhten Cholesterin- und Blutfettwerten.

Mayr-Kur

Bei der Mayr-Kur ißt der Patient morgens nur ein trockenes Brötchen mit wenig Milch. Gut gekaut sättigt diese Kost. Nur versorgt sie einen nicht mit den nötigen Vitalstoffen. Vitamin- und Mineralstoffpräparate können helfen. Diese Kur ist ohnehin nur als kurzfristige Darmsanierung gedacht. Zum langfristigen Abnehmen ist sie nicht empfehlenswert, weil sie zu wenig Eiweiß enthält, der Körper Muskeln abbaut und sich selbst damit schwächt.

Null-Diät (Fasten)

Einfach nichts essen, nur Wasser oder mal eine Brühe trinken, dabei soll der Körper am schnellsten abspecken. Bei dieser Null-Diät schaltet der Organismus seine Notaggregate ein: Sämtliche Reserven werden angetastet und Schritt für Schritt abgebaut. Doch selbst das Muskeleiweiß vom Herzen wird nicht verschont. Der Stoffwechsel verschiebt sich. Die Nieren werden stark belastet. Hinzu kommen Schwindelgefühl, starker Blutdruckabfall, man friert und einige Fastende quälen sich mit Wadenkrämpfen und Herzklopfen herum. Deshalb: Null-Diät nur in Zusammenarbeit mit dem Arzt, am besten in einer Klinik. Fragen Sie Ihre Krankenkasse, ob sie die Kosten erstattet. Der Vorteil beim Fasten: Es kommt kein Hungergefühl auf, weil der Stoffwechsel Substanzen produziert, die den Hunger wirksam dämpfen. Großer Nachteil: Die Null-Diät zeigt nicht, wie eine fettarme, gesunde Ernährung aussieht, bei der man nicht mehr zunimmt. Schließlich kann niemand auf Dauer von Wasser und Brühe leben.

TIP

Modifiziertes Fasten mit speziell in der Apotheke erhältlichen Eiweißdrinks baut mehr Fett und viel weniger Eiweiß ab als eine reine Null-Diät. Bei der Null-Diät verliert man nach vier Wochen durchschnittlich 12,5 Kilo, davon stammen aber nur fünf Kilo aus dem Fett. Der Rest sind Wasser und Muskeln. Beim modifizierten Fasten wird ein Pulver aus Eiweiß, Kohlenhydraten und Fetten zu einem Shake verrührt. Nach einem Monat ist man im Durchschnitt 14 Kilo leichter, wovon etwa 11 Kilo wirkliches Fett sind.

Pritikin-Diät

Etwa 10 Gramm Fett und maximal 1000 Kalorien täglich, so sieht die Hungerkur nach Pritikin aus. Erlaubt sind Kartoffeln, Gemüse, Obst, mageres Fleisch und Fisch, verboten sind Zucker und Honig, Salz, Tee, Kaffee und Alkohol. Vorgeschrieben sind Bewegung und Sport. Doch bevor dabei die Muskeln anschwellen, dürfte bereits der Magen knurren. Denn lange hält niemand diese fast fettfreie Magerkost aus, die kaum auf Teflonpfanne und Light-Produkte verzichten kann. Sicher nichts, um damit auf Dauer seine Pfunde zu verlieren, auch wenn die ersten Erfolge schnell eintreten.

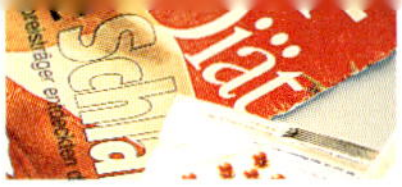

Psycho-Diäten

Hier wird die Psyche auf Diät gesetzt. Nicht fettarme Rezepte und graue Theorie über kalorien- und fettreduzierte Ernährung, sondern verhaltenspsychologische Übungen sollen das Übergewicht bezwingen. Eigene Eßgewohnheiten erkennen und sie dann verändern ist das Prinzip vieler Psycho-Diäten. Das Ernährungsverhalten wird quasi von innen heraus umgestellt. Wer solchen Methoden gegenüber aufgeschlossen ist, dem werden sie sicher auch weiterhelfen. Trotzdem – kein Übergewichtiger kommt daran vorbei, Dickmacher zu meiden, fettärmere Rezepte auszuprobieren und zu erkennen, was er unbesorgt essen darf und wo er sich einschränken sollte. Das könnte ihm allerdings leichter fallen, wenn nicht nur sein Verstand, sondern auch seine Psyche ihm sagt: Fett ist out, light ist in.

Bei Diäten, die weniger als 1200 Kalorien pro Tag liefern, brauchen Sie unbedingt Mineral- und Vitamintabletten. Besonders wichtig: alle Mineralstoffe und die Vitamine B_1, B_2, B_6 und Folsäure. Lassen Sie sich von Ihrem Arzt beraten.

Reis-Diät

Pikant mit Gemüse, süß mit Obst und abwechlungsreich mit magerem Fisch und Fleisch wird Reis so schnell nicht langweilig und kommt pro 200-Gramm-Portion gekocht auf nicht mal 250 Kalorien und enthält fast kein Fett. Dabei

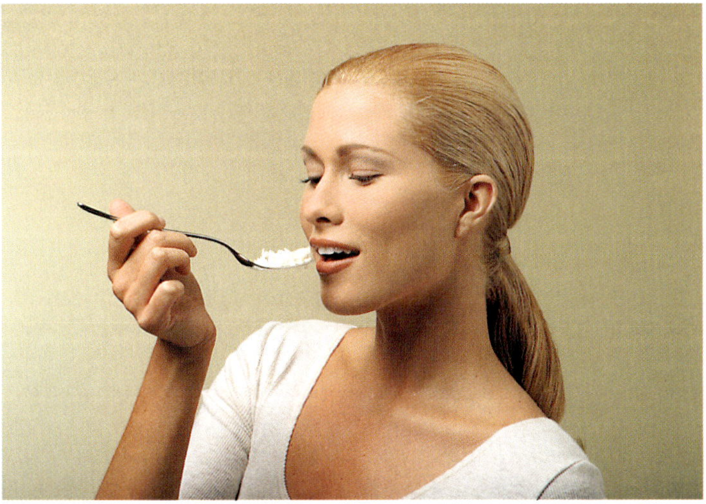

Eine Reis-Diät können Sie sehr abwechslungsreich und schmackhaft gestalten und ohne großen Aufwand durchführen.

füllt die Stärke im Reis schnell den Magen und vertreibt den Hunger. Selbst Streß im Job steht einer Diät mit unkomplizierten Reisrezepten nicht im Weg. Doch es sollte schon der braune Vollkornreis (Naturreis) oder der Parboiled-Reis sein. Nur sie bringen die nötigen B-Vitamine. So kann jeder mit der Reis-Diät gesund abnehmen, der nicht nur Milchreis mit Zimt, sondern auch Reis mit Erbsen, ein Geflügelragout im Reisrand, einen knackigen Salat vorweg und Gemüse oder Obst zwischendurch ißt. Doch sollten es niemals weniger als 1200 Kalorien, besser noch 1500 Kalorien pro Tag sein.

Schnitzer-Kost

Wer auf Fleisch und Fisch verzichten kann und wem Vollkorn schmeckt, liegt bei der Schnitzer-Kost richtig. Zucker, Alkohol und Süßes sind verboten, Fett ist reduziert und bei der Schnitzer-Intensiv-Kost kommt sogar nur noch Rohkost auf den Teller. Als Dauerernährung kann diese Sonderform nicht empfohlen werden, weil darin Mineralstoffe und Vitamine fehlen. Abwechslungsreicher und gesünder ist die Schnitzer-Normal-Kost, und dank der wenigen Fette dürften auch bei der Normal-Kost die Pfunde schmelzen.

TIP

Alkohol während des Abnehmens belastet die Leber und behindert die Nieren, die während einer Diät anfallenden Abbauprodukte zu entgiften und auszuscheiden. Am besten ganz auf Alkohol verzichten. Mit seinen sieben Kalorien pro Gramm ist er ohnehin ein Dickmacher, den jeder so weit wie möglich meiden sollte, der schlank werden und bleiben will.

Schroth-Kur

Erfunden hat die Schroth-Kur ein schlesischer Fuhrmann. Er wollte beim Abnehmen nicht nur darben und ließ fröhliche Trinktage mit einigen Schoppen Wein und harte Trockentage mit Haferschleim und trockenen Brötchen einander abwechseln. Mittlerweile hat sich daraus ein ärztlich geleitetes Kurverfahren entwickelt, bei dem an Trinktagen jeder Patient etwa 1200, an Trockentagen nur 700 Kalorien zu sich nimmt. Kein Wunder, daß bei diesen wenigen Kalorien die Pfunde dahinschmelzen. Doch nährstoffarmes Essen, wenig Vitalstoffe, aber viel Alkohol können der Leber schaden und sind kein Vorbild dafür, wie man sich auf Dauer gesund ernährt.

Vier-Jahreszeiten-Kur

350 000 Teilnehmer können sich nicht irren. Die von der Allgemeinen Ortskrankenkasse ins Leben gerufene Abnehm-Aktion hat bundesweit viele Anhänger gefunden.

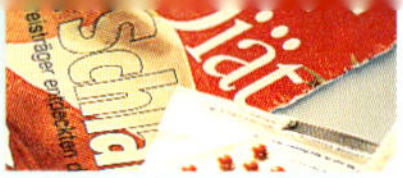

Eine Woche lang schreibt jeder auf, was er ißt. Das Ernährungsprotokoll wird ausgewertet und hilft, den Diätplan für die nächsten Wochen zusammenzustellen. Danach geht es insgesamt ein halbes Jahr ums Abnehmen. Und ein weiteres Halbjahr bleibt Zeit, sein erreichtes Gewicht zu stabilisieren. Von vornherein werden die Abnehmziele auf zehn bis zwölf Kilo in 26 Wochen abgespeckt, so daß ein gesundes, allmähliches Abnehmen möglich ist. In der gesamten Zeit erhält jeder Teilnehmer individuelle Briefe, die auf die persönliche Situation und die Abnehmprobleme eingehen. So umfassend betreut hatten die Teilnehmer durchschnittlich nach einem halben Jahr sechs Kilo abgenommen. Und das Wichtigste: Dieser Erfolg hielt auch nach sechs weiteren Monaten noch an.

Je stärker die Teilnehmer der Vier-Jahreszeiten-Kur auf Fett verzichtet haben, desto größer war der Abnehmerfolg.

Weight-Watcher-Programm

In der Gruppe abzunehmen, ist für viele einfacher. Sie werden von anderen motiviert, brauchen aber vielleicht auch die Kontrolle und den Druck der Gruppe. Bei den Weight Watchers treffen sich die Abnehmwilligen jede Woche, berichten von ihren Erfolgen auf der Waage, aber auch von ihrem Diätfrust. Die »Gewichts-Wächter« propagieren eine fettarme, eiweißreiche Diät, die etwa 1250 Kalorien für Frauen und 1600 Kalorien für Männer erlaubt. Es gibt ein Einstiegsprogramm für die ersten Wochen und danach ein fortlaufendes Programm, um weiterhin Pfunde zu verlieren und sein Wunschgewicht zu halten. Verbote gibt es nicht. Jeder Teilnehmer soll sich aus allen Lebensmittelgruppen festgelegte Portionsmengen heraussuchen, ist aber in der Wahl der Lebensmittel innerhalb der Gruppe völlig frei. Fett und Eiweiß sollen je zur Hälfte pflanzlichen Ursprungs sein, so daß sich Wurst- und Fleischliebhaber etwas schwer tun. Trotzdem lassen sich die Menüpläne phantasievoll und abwechslungsreich gestalten. Mittlerweile haben die profitorientierten Weight Watchers ihr Programm noch um Kochbücher und Fertiggerichte erweitert.

Die schlimmsten Fehler bei Diäten

- **Weniger als 1200 Kalorien:** Sie müssen dann mit künstlichen Vitaminen und Mineralstoffen nachhelfen, wollen Sie zumindest halbwegs ausreichend versorgt sein.
- **Unausgewogen:** Die Diät verbietet wesentliche Lebensmittelgruppen wie Fleisch und Fisch, Milchprodukte, Gemüse oder Brot und Nudeln. Auf Dauer wird diese Diät ungesund.

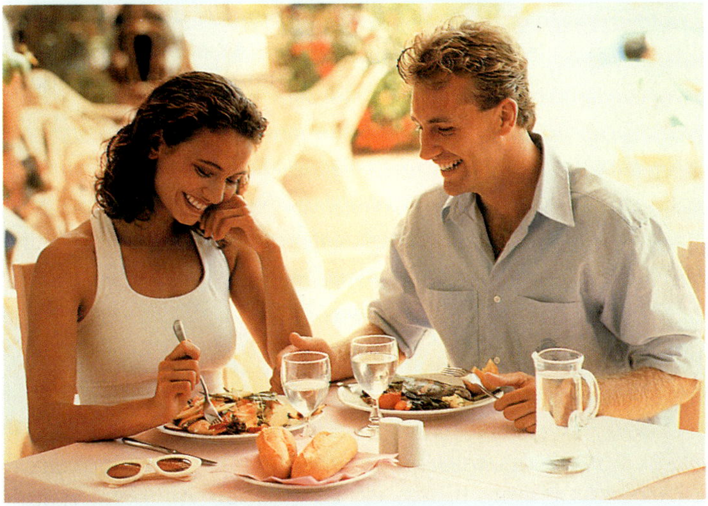

Eine Diät kann Ihnen langfristig nur helfen, wenn Sie mit ihr lernen, sich ohne Zwang und strenge Regeln gesund zu ernähren.

- **Große Versprechen:** »Jeden Tag ein Pfund weniger« – damit macht sich jede Diät von vornherein unglaubwürdig.
- **Verbot von Süßem:** Bei Heißhunger auf Schokolade müssen dann also gleich alle Diätregeln über Bord geschmissen werden. So ist der Diätfrust vorprogrammiert.
- **Einseitig:** Die Diät enthält viele Rezepte mit immer den gleichen Lebensmitteln. Kein Wunder, daß Sie dabei abnehmen. Oder können Sie sich ein Lebensmittel vorstellen, auf das Sie zwei Wochen lang dreimal am Tag Appetit haben?
- **Kein Lerneffekt:** Zeigt Ihnen die Diät nicht, wie Sie sich langfristig besser und gesünder ernähren, nehmen Sie nach der Diät unweigerlich wieder zu.

TIP

Wer Diät hält, verliert viel Körperwasser – mitunter bis zu drei Kilo. Lassen Sie sich von den Blitz- und Crash-Diäten nichts vormachen, die Ihnen sechs Pfund weniger in drei Tagen versprechen. Daß Ihr Körper dabei fast nur Wasser verliert, das er sofort wieder speichert, sobald Sie wieder normal essen, verraten Ihnen diese Kurzzeit-Diäten nämlich nicht.

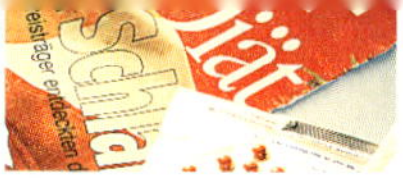

Wundermittel: meist falsche Versprechen

Sie sollen Kalorien spurlos verbrennen, den Hunger stoppen, Anti-Fett-Hormone bilden, den Darm so abdichten, daß keine Nahrung aufgenommen wird, ja sogar dem Körper Energie entziehen. Vorsicht! Die meisten Wundermittel versprechen viel und halten wenig. Oft nimmt nicht Ihr Gewicht, sondern nur Ihr Geldbeutel ab. Und viele dieser angeblichen Wundermittel schaden der Gesundheit.

Abführmittel

Nach dem Gänsebraten nimmt man ein Abführmittel und macht sich keine Sorgen mehr um die schlanke Linie. Doch die Hoffnung, daß all die Kalorien dank der nachfolgenden Abführtablette schnell Magen und Darm passieren und dort kaum Zeit bleibt, all die Fette, Eiweiße und Kohlenhydrate aufzunehmen, trügt. Die meisten Abführmittel wirken erst im Dickdarm, wo die Kalorienträger der Nahrung (Fett, Eiweiß und Kohlenhydrate) längst verdaut und durch den Darm ins Blut gelangt sind. Mit Abführmitteln, egal ob chemisch oder pflanzlich, tut niemand seiner Linie etwas Gutes. Er schadet damit auf Dauer nur seinem Darm, den die vielen Abführmittel aus dem Gleichgewicht bringen, so daß er wichtige Mineralstoffe verliert und träge und lahm wird.

Jährlich werden in Deutschland über 300 Millionen Mark für Abführmittel ausgegeben. Sie gelten völlig zu Unrecht als harmlos. Schnell kann der Darm sich an die Hilfe von außen gewöhnen und dann erst recht zur Verstopfung neigen.

Akupunktur

Es gibt Akupunkturpunkte am Ohr, die den Appetit hemmen sollen. Japanische Wissenschaftler wollten es genauer wissen und haben Hunger- und Sättigungsenzyme gemessen, die einen direkten Einfluß auf das Eßzentrum im Gehirn haben. Sie stellten fest, daß während einer Diät die Sättigungsenzyme anstiegen, wenn eine Akupunktur durchgeführt wurde. Ohne Akupunktur zeigte sich hingegen ein Anstieg der Hungerenzyme. Sie empfehlen daher eine Akupunkturbehandlung als ideale Begleiterin einer Diät, um sich schneller satt zu fühlen.

Appetitzügler

Viele Appetitzügler enthalten Stoffe, die auf das Sättigungszentrum wirken, den Hunger unterdrücken und gleichzeitig die Nerven aktiver werden lassen. Man fühlt sich leistungsfähiger, ist aber gleichzeitig auch gereizter, unruhiger und schwitzt schneller. Die große Gefahr der künstlichen Sattmacher: Der Körper gewöhnt sich an die Wirkstoffe und braucht nach einiger Zeit mehr davon, damit der Hunger weiterhin gebremst wird. Die Dosis steigt an, und schneller als man denkt, ist man abhängig. Deshalb sind viele Appetitzügler rezeptpflichtig. Aber auch zu den frei erhältlichen sollten Übergewichtige nur greifen, wenn der Arzt ihnen dazu rät. Denn sobald die Appetitzügler abgesetzt werden, setzen die Pfunde erneut wieder an.

Carnitin

Carnitin ist eines der neuesten »Wundermittel«. Es ermöglicht den Fettsäuren, aus den Fettzellen herauszukommen, so daß dieses Fett abgebaut und im Körper zu Energie umgesetzt wird. Allerdings produziert der Organismus selbst große Mengen an Carnitin, so daß zahlreiche Ernährungswissenschaftler wie auch die Deutsche Gesellschaft für Ernährung eine zusätzliche Carnitin-Aufnahme für überflüssig erklärt.

»Untersuchungen haben gezeigt, daß eine zusätzliche Aufnahme mit Präparaten weder den Gehalt an Carnitin in der Muskelzelle noch die Geschwindigkeit der Fettverbrennung steigern kann. Nur der Urin wird gehaltvoller.« Deutsche Gesellschaft für Ernährung (DGE)

Entschlackungstees

Entschlackungstees sollen, so die Theorie, Abbauprodukte aus dem Körper ausschwemmen, die den Stoffwechsel belasten und ihn daran hindern, auf Touren zu kommen. Erst nach dem Entschlacken soll dann der Stoffwechsel wieder seine volle Kalorienmenge verbrennen. Doch im Körper gibt es keine Schlacken, die den Stoffwechsel lahmlegen. Wer mit Entschlackungstees abnimmt, hat vermutlich nur mehr Wasser ausgeschwemmt. Schlanker ist er davon nicht geworden.

Enzyme

Enzyme bestehen aus Eiweiß, das wie andere Eiweiße auch im Magen und Darm abgebaut wird und dadurch vollständig seine Enzymkraft verliert. Vergessen Sie deshalb alle Ananas- und Kiwisäfte, Papaya- und Mango-Extrakte.

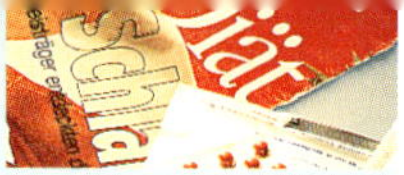

Anders die Enzympräparate: Sie sind so verkapselt, daß die Verdauungssekrete sie nicht knacken können. Zweifel besteht allerdings darüber, ob diese Enzyme nur im Darm wirken oder sogar durch die Darmwand in den Körper eindringen. Denn erst wenn fettspaltende Enzyme ins Fettgewebe gelangen, könnten diese Enzympräparate schlank machen. Selbst Enzymtherapeuten wie Prof. Dr. Heinrich Wrba kennen keinen Beleg für einen effektiven Fettabbau durch gezielte Enzymtherapie.

Entwässernde Mittel

Entwässerungsmittel schleusen Wasser und Salze aus dem Körper. Und dieser Verlust an Flüssigkeit schlägt sich auch auf der Waage positiv nieder. Wer allerdings glaubt, mit diesen harntreibenden Mitteln wirklich abzuspecken, macht sich selbst was vor. Entwässerungsmittel lassen die Fettzellen völlig ungeschoren und sind nicht unbedenklich, weil viele davon beträchtliche Mengen an Kalium aus dem Körper ausschwemmen.

Entwässerungsmittel entziehen dem Körper mit dem Wasser wertvolle Mineralien, die der Organismus braucht, um fit zu bleiben. Deshalb sind Entwässerungsmittel als Schlankmacher tabu.

Guarana

Die Urwaldpflanze aus Südamerika gilt als Geheimtip unter all den Abnehm-Wundermitteln. Dabei verbirgt sich in den Guarana-Extrakten und -Präparaten das altbekannte Koffein. Und hier gilt das gleiche wie für Kaffee oder Tee: Koffein regt nicht nur den Stoffwechsel an, sondern häufig auch den Appetit. Also ist es kaum geeignet für Menschen, die ohnehin oft vom Hunger geplagt werden.

Homöopathische Medikamente

Oft enthalten homöopathische Mittel zum Abnehmen einen Algenextrakt (Fucus), der den Stoffwechsel anregen soll und den Appetit hemmt. Da homöopathische Mittel stark verdünnt werden, muß mit Nebenwirkungen nicht gerechnet werden. Ob diese Mittel allerdings in einer solchen Verdünnung noch wirken, können Sie nur selbst erproben. Lassen Sie sich aber nicht verunsichern, wenn in Anzeigen für diese homöopathischen Schlankmacher versprochen wird: »Verbrennt erstmals auch in der Nacht beim Schlaf Kalo-

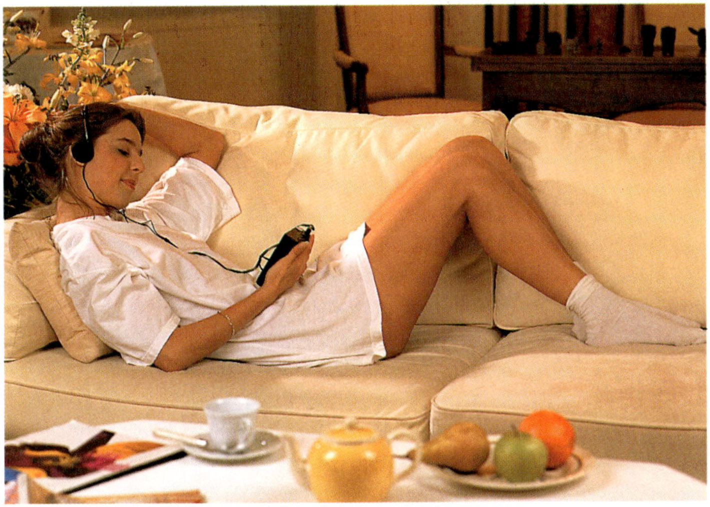

Es gibt bereits Hypnosekassetten, die Sie gemütlich zu Hause hören können, und mit denen das Abnehmen leichter gehen soll.

rien«. Das macht jeder Körper ganz von selbst. Schließlich atmen wir im Schlaf, das Herz schlägt, die Körpertemperatur wird auf 36 Grad gehalten, und das Gehirn arbeitet. All das verbraucht Kalorien – ganz natürlich und ganz ohne jedes Wundermittel.

Hypnose

Ein Hypnotiseur kann dem Patienten suggerieren, was er essen mag und worauf er keinen Appetit hat. Im Unterbewußtsein wird dieser Befehl gespeichert und nach der Hypnose ausgeführt. Dann ist zum Beispiel die Lust auf Sahnetorten und Schokolade wie verflogen. Der Gaumen verlangt nach Gemüse, Obst und Mineralwasser. Klar, daß jeder damit abnimmt. Ob die Hypnose bei jedem einzelnen funktioniert, und wie stark die Hypnosebotschaft im Gehirn verankert ist, muß allerdings jeder selbst ausprobieren. Ein nicht ganz billiger Versuch. Denn solch eine Hypnosesitzung kann schon mal 200 Mark kosten. Fragen Sie Ihre Krankenkasse. Eventuell beteiligt sie sich an den Kosten, wenn die Hypnose von einem Arzt durchgeführt wird.

TIP

Die Homöopathie kennt viele Mittel bei krankhaftem Übergewicht. Wenn Sie das für Sie passende Mittel finden wollen, lassen Sie sich am besten von einem erfahrenen Homöopathen beraten.

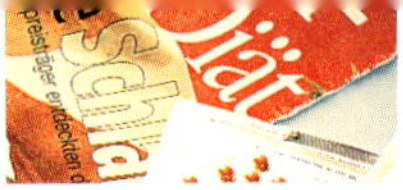

Kaffee

Er soll helfen, das Fett zu verbrennen, weil sein Koffein das Herz anregt und den Stoffwechsel hochtreibt. Das verbraucht Energie und kostet dem Körper zusätzliche Kalorien. Der Effekt ist allerdings ziemlich gering. Erst bei einem Kaffeekonsum von immerhin 12 Tassen, gleichmäßig über den Tag verteilt getrunken, steigert der Körper seinen Energieverbrauch um 80 bis 150 Kalorien. Doch nicht nur das Herz, Kreislauf und Stoffwechsel werden angeheizt, auch der Appetit kann durch Koffein zunehmen. Viel Koffein macht also selten dünn, sondern höchstens nervös und hungrig.

Quellstoffe

Kleie, Leinsamen, Flohsamenschalen, aber auch Algenprodukte wie Agar-Agar quellen in Magen und Darm auf und vertreiben den Hunger. Diese natürlichen Sattmacher brauchen viel Flüssigkeit zum Quellen. Und sie haben die unangenehme Eigenschaft, Mineralstoffe so fest an sich zu binden, daß diese nicht mehr vom Darm aufgenommen werden können. Wer viele Quellstoffe konzentriert zu sich nimmt, sollte dazu am besten ein sehr mineralstoffreiches Heil- oder Mineralwasser trinken.

TIP

Viele Quellstoffe stecken in Vollkornprodukten. Essen Sie also häufiger Vollkornbrot, kochen Sie statt weißem Reis Naturreis, und lassen Sie sich morgens auch mal ein Müsli schmecken. Dann haben Sie zu den sättigenden Quellstoffen noch jede Menge gesunder Vitamine und Mineralien aufgenommen.

Reizstrom

Gezielt Schlankwerden ist das Ziel, Reizstrom angeblich die ideale Methode. Kleine Stromstöße regen die Muskeln an und können über Kontaktscheiben genau dort unter die Haut gehen, wo die Problemzonen sind. Nach Expertenmeinung verbrauchen die zusammenzuckenden Muskeln allerdings sehr wenig Energie und verbrennen also auch wenig Kalorien. Und das Versprechen, gezielt Fett abzubauen, widerspricht ohnehin der menschlichen Biochemie. Denn wo das Fett abgebaut wird, bestimmen körpereigene Hormone und keine Reizstrom-Geräte.

Sauna und Schwitzkuren

Finnische Untersuchungen widerlegten die Hoffnung vieler übergewichtiger Saunabesucher, daß die Hitze und der kalte Wasserguß den Stoffwechsel so auf Touren bringen, daß die

Kalorien schneller verbrannt werden. Zwar wird der Kreislauf angekurbelt, aber die Muskeln entspannen in der Sauna, so daß insgesamt nicht mehr Kalorien verbraucht werden wie üblich. Wer direkt nach der Sauna auf die Waage steigt, wird zwar feststellen, daß er leichter geworden ist. Doch damit mißt er nur den Schweißverlust von etwa 1,5 Litern.

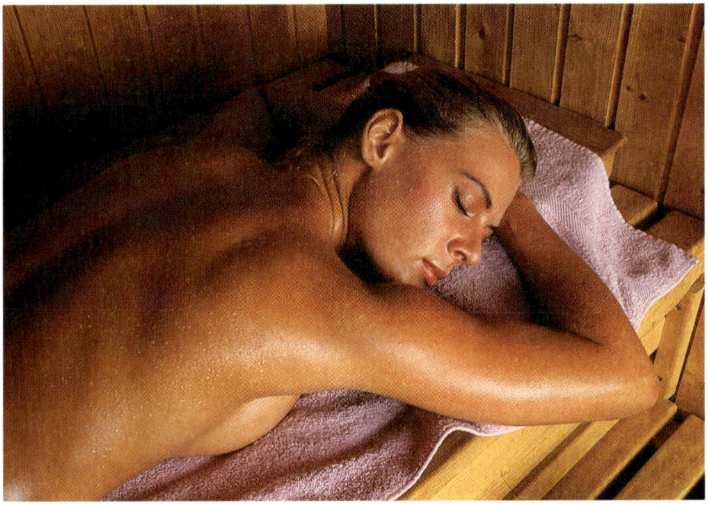

In der Sauna verliert der Körper Wasser, aber kein Fett.

Trinken Sie nach der Sauna keinen süßen Sprudel, Bier oder andere kalorienhaltige Getränke, ansonsten erhöht sich sogar Ihr Kalorienkonto. Löschen Sie Ihren Durst mit Mineralwasser, das einen möglichst hohen Gehalt an Magnesium und Kalium aufweist (25 mg Magnesium und möglichst über 30 mg Kalium), gemixt mit reinem Obstsaft. Damit geben Sie Ihrem Körper die Mineralstoffe zurück, die er beim Schwitzen verloren hat.

Serotonin

Ein Hormon, das für gute Laune sorgt und den Appetit reguliert, sollte bei keiner Diät fehlen. Serotonin ist solch ein wichtiges Hormon. Es steckt beispielsweise in Bananen. Allerdings hilft von außen zugeführtes Serotonin vermutlich so gut wie gar nicht. Serotonin gelangt nämlich nicht vom Blut aus ins Gehirn, sondern muß erst im Gehirn gebildet werden. Ob mehr oder weniger Serotonin hergestellt wird, kann jeder ein wenig mit beeinflussen. Ißt er nämlich Lebensmittel mit vielen komplexen Kohlenhydraten wie Vollkornprodukte und Kartoffeln, steigt der Serotonin-Spiegel im Gehirn auf Gute-Laune-Höhe an. Dann hat der Heißhunger keine Chance mehr.

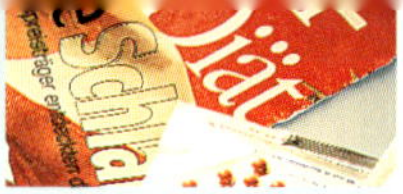

Spurenelemente

Chrom und Zink sind zwei Spurenelemente, die oft in Abnehm-Tabletten zu finden sind. Aus ihnen baut der Körper wichtige Enzyme auf, die den Körper aktivieren und dadurch Kalorien verbrennen. Doch diese Abnehm-Enzyme werden nicht aktiver, je mehr Spurenelemente Sie schlucken. Über die Enzymaktivität entscheiden allein komplizierte Hormonsysteme Ihres Körpers. Und wenn Sie sich abwechslungsreich ernähren – also nicht gerade eine 1000-Kalorien-Diät machen – können Sie sicher sein, daß Ihren Enzymen bis auf Jod kaum ein Spurenelement fehlt.

Häufig genug fehlt das Spurenelement Jod, ohne das der Körper wichtige Schilddrüsenhormone nicht bilden kann. Weil aber gerade die Schilddrüsenhormone den Kalorienofen im Körper ankurbeln, kann ein Jodmangel auf Dauer zu Übergewicht führen. Jodhaltige Lebensmittel schützen vor diesem Hormonmangel. Enthalten ist Jod in Seefisch, jodiertem Salz und in Wurst-, Käse- und Brotsorten, die mit Jodsalz hergestellt wurden.

Vitamin B_1

Vitamin B_1 hilft dem Körper, Eiweiß, Kohlenhydrate und Fette umzubauen. Muß nun jeder mit Vitamin B_1-Mangel befürchten, daß nicht umgebaute Nährstoffe sofort in die Fettspeicher abwandern und dort zu Dickmachern werden? Keine Bange. Vitamin B_1 wirkt beim Umbau der Nährstoffe als Katalysator: Das Vitamin wird dabei nicht verbraucht. Winzige Mengen vom Stoffwechsel-Vitamin B_1 reichen also aus, und die innere Energiezentrale des Körpers läuft reibungslos. Eine Extraportion Vitamin B_1 brauchen Sie höchstens bei den ungesunden Blitzdiäten mit weniger als 1200 Kalorien. Und das nicht, um schlank zu werden, sondern um fit zu bleiben.

Zitronensaft

Viel Zitronensaft soll Körperfett zum Schmelzen bringen, weil sein Vitamin C Hormone aufbaut, die das Fett aus den Fettzellen holt. Wer nun aber meint, mit reichlich Vitamin C produziere der Körper auch mehr von diesen Anti-Fett-Hormonen, der irrt. Genauso wenig wie mehr Benzin im Tank ein Auto schneller fahren läßt, bringen zusätzliche Vitamine die Fettverbrennung auf Hochtouren.

Flexibel, fettarm, ohne Frust

Lernen Sie ein neues Abnehmkonzept kennen, mit dem Sie Ihre Pfunde, aber nicht Ihre Nerven verlieren, und bei dem Sie auch auf Dauer ohne Kalorienkorsett Ihr Gewicht halten.

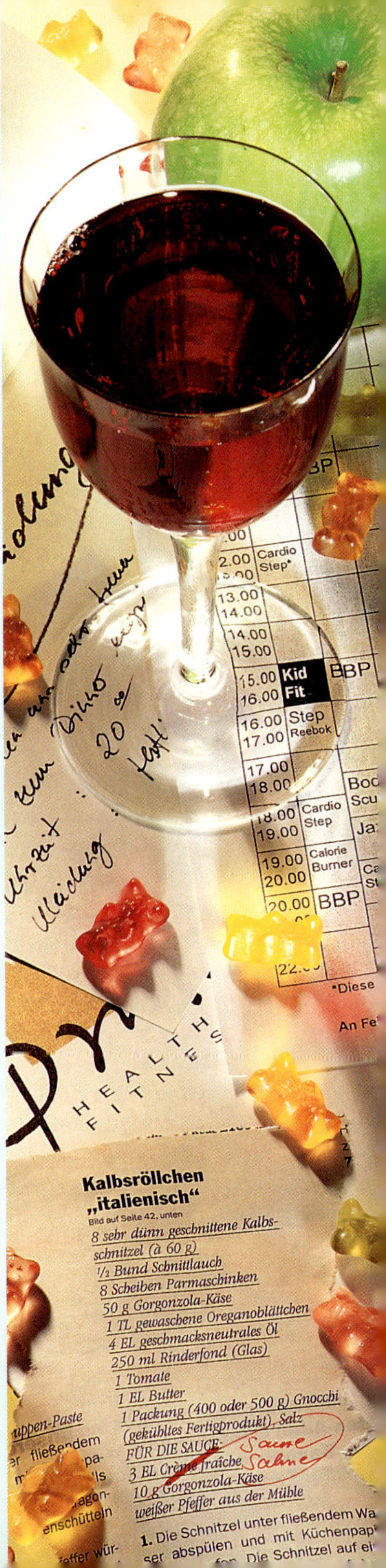

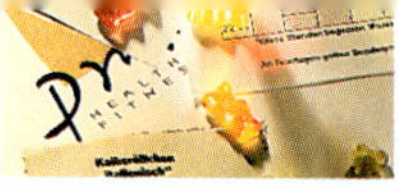

Kalorien können Sie vergessen!

Wenn Schweine mit Kartoffeln und viel Getreide gemästet werden, setzen sie Fett an, werden rund und gewinnen schnell an Gewicht. Vielleicht rührt da die Legende her, daß Kartoffeln und Brot dick machen.

Selbst Wissenschaftler haben voreilig vom Schwein auf den Menschen geschlossen und lange geglaubt, daß der menschliche Stoffwechsel genauso schnell und ohne große Verluste aus Kohlenhydraten Fette bilden kann, wie es bei Schweinen funktioniert. Sie glaubten, daß eine Kalorie, egal ob sie aus Eiweiß, Fett oder Kohlenhydraten stammt, in gleicher Weise zum Übergewicht beiträgt. So zählen noch heute Millionen von Abnehmwilligen völlig undifferenziert ihre aufgenommenen Kalorien zusammen, ohne zu wissen, daß in einer normalen Ernährung allein die Fettkalorien am Übergewicht schuld sind. Kohlenhydrate machen erst dann dick, wenn Sie eine Kartoffel- oder Nudelmast machen, oder Sie Reis und Brot gleich pfundweise zu sich nehmen. Außerdem spielen bei einer Diät, die nur die Kalorien berücksichtigt, Vitamine, Mineralien und andere gesunde und lebenswichtige Inhaltsstoffe oft keine Rolle mehr. Machen Sie daher Schluß mit der Kalorienzählerei. Wenn Sie gesund abnehmen wollen, achten Sie am besten nur aufs Fett.

Wenn Sie streng nach der Kalorientabelle essen, müßten Sie Bierschinken einem Vollkornbrot vorziehen, weil Sie beim Bierschinken 30 Kalorien pro 100 Gramm sparen. Oder Sie müßten sich über vier Scheiben Salami (90 Kalorien) mehr freuen als über ein großes Glas Apfelsaft (94 Kalorien).

Fettarm essen – gesund abnehmen

Eine fettreduzierte Ernährung verhilft nicht nur zu einer schlankeren Linie, sondern auch zu mehr Fitneß und Wohlbefinden. Doch fehlen bei einer fettarmen Ernährung nicht die fettlöslichen Vitamine und andere wichtige Vitalstoffe? Nun, kaum ein Lebensmittel, das viel Fett enthält, birgt derart wichtige Nährstoffe, daß niemand darauf verzichten kann. Eine Ausnahme von dieser Regel sind die hochwertigen Pflanzenöle. In ihnen stecken die lebensnotwendigen, mehrfach ungesättigten Fettsäuren und Vitamin E in solch hohen Konzentrationen, daß Sie beispielsweise mit nur einem Teelöffel

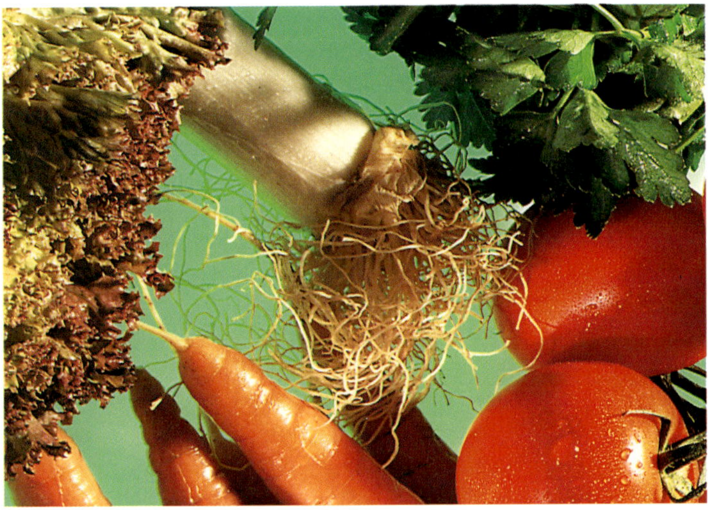

Gemüse und Obst liefern zahlreiche lebenswichtige Vitalstoffe ohne den Körper mit Fett zu belasten.

Sonnenblumenöl bereits ein Sechstel Ihres Tagesbedarfs an Vitamin E und hochungesättigten Fettsäuren decken. Solch kleine Mengen können Sie selbst in ein fettarmes Menü gut mit einplanen und sollten nicht darauf verzichten.

Fettarmes besonders vitalstoffreich

Fettarme Produkte gehören zu dem Vitalstoffreichsten, was Ihnen Speisekammer und Kühlschrank bieten können: Essen Sie von Gemüse und Obst soviel Sie mögen. Die vitamin- und mineralstoffreichen Hülsenfrüchte wie Linsen, Bohnen und Kichererbsen, die wegen ihres hohen Kaloriengehaltes bei vielen Diäten absolut tabu waren, sind jetzt endlich wieder erlaubt. Denn auch sie enthalten wenig Fett. Und auch die Sattmacher Brot, Nudeln und Reis sollten Sie sich völlig ohne Einschränkung schmecken lassen. Achten müssen Sie nur noch auf fetthaltige Lebensmittel. Nur bei Butter, Margarine, Eiern, Vollmilch, Käse, Wurst, fettem Fleisch und fettem Fisch lohnt sich der Blick in die Nährwerttabelle. Auch Süßigkeiten, pikante Snacks und Knabbererzeugnisse enthalten oft ungeahnte Fettmengen, damit sie gut schmecken und leicht auf der Zunge zergehen.

TIP

Pflanzenöle liefern wichtige Vitalstoffe, die das Immunsystem stärken, Hormone aufbauen und Enzyme steuern. Nehmen Sie als Salatöle am besten Weizenkeim-, Sonnenblumen- oder Maiskeimöl. Und zum Braten verwenden Sie Olivenöl. Diese Öle enthalten die richtige Kombination von wichtigen Fettsäuren und viel Vitamin E.

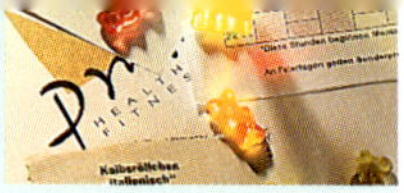

Wenn Sie Ihr Fettkonto berechnen, brauchen Sie Obst und Gemüse nicht zu berücksichtigen, außer wenn Sie Avocados und Oliven essen. Das sind die einzigen Früchte, die viel Fett enthalten.

Übung: Bestimmen Sie Ihr Fettkonto

Achten Sie eine Woche lang darauf, wieviel Fleisch, Wurst, Milch, Käse und andere Milchprodukte, wieviele Eier, Öle, Streich- und Kochfette sowie Süßigkeiten, Gebäck und Knabbereien Sie essen. Notieren Sie sich die einzelnen Sorten, und rechnen Sie am Ende der Woche mit einer Nährwerttabelle Ihren Fettkonsum zusammen. Bei Gemüse, Obst, Brot, auch bei Magermilch und Magermilchprodukten, brauchen Sie nichts zu berechnen. Den geringen Fettgehalt dieser Lebensmittel können Sie vernachlässigen. Teilen Sie den Wochenwert durch sieben, dann haben Sie Ihren durchschnittlichen Tages-Fett-Wert. Mit über 100 Gramm befinden Sie sich voll im Durchschnitt aller Bundesbürger. Ziel sollten jedoch 60 bis 70 Gramm Fett pro Tag sein. Wenn Sie abnehmen möchten, peilen Sie 30 bis 40 Gramm Fett pro Tag an. Weniger sollten es nicht sein, ansonsten fehlen Ihnen möglicherweise hochwertige Fettsäuren und fettlösliche Vitamine.

Das schaffe ich nie

»Sechzig Gramm Fett am Tag, das schaffe ich nie«, werden Sie vermutlich sagen, wenn Sie Ihren täglichen Fettkonsum betrachten. Nun, dann schauen Sie sich mal genauer an, welches Ihre Hauptfettlieferanten sind: Ist es die Wurst, oder sind es möglicherweise die Süßigkeiten? Auch Käseliebhaber liegen schnell im kritischen Fettbereich. Vielleicht kochen und braten Sie auch mit zuviel Fett. Sie sehen, es gibt viele Fettfallen, aber mindestens ebenso viele Wege, diese Fettfallen zu umgehen und sich fettarme Alternativen auszusuchen. Die Tabelle zeigt Ihnen, wie leicht Sie fettreiche Produkte durch fettarme ersetzen können. Und in jeder großen Nährwerttabelle finden Sie die Fettwerte aller wichtigen Lebensmittel angegeben. Vielleicht machen Sie sich einen großen Plan mit der gleichen Fetteinteilung wie in der nebenstehenden Tabelle. Darin schreiben Sie die Lebensmittel hinein, die Sie immer wieder verwenden. Nach und nach füllen sich die Felder, und Sie erkennen schnell, welche Lebensmittel das Fettsparen leicht machen und welche Ihr Fettkonto stark belasten.

Fett-Tabelle				
Fettprozente	**Süßes und Snacks**	**Fleisch und Wurst**	**Fisch**	**Milchprodukte und Fette**
0 – 10% Fett kein Problem	einfaches Hefegebäck, Obstkuchen Fruchteiscreme Gummibärchen Rote Grütze	Hühnerbrust Kalbfleisch Rinderkeule Rinderlende Schweinekotelett Schweineschnitzel Geflügelwurst	Scholle Ostseehering Schleie Karpfen, Barsch, eingelegter Thunfisch, ohne Öl	Harzer, körniger Frischkäse, saure Sahne Magerquark Speisequark (20%*) Buttermilch
11 – 20% Fett in Maßen okay	Mohnkuchen Müslikekse Sahneeis	Hühnerkeule Schweinekamm Rinderhack Bierschinken	Hering Makrele Lachs Brathering	Schnittkäse (30%*) Feta Camembert (30%*)
21 – 30% Fett sollte die Ausnahme sein	Blätterteiggebäck Nußgebäck Sahnetorte Schokolade grüne Oliven	Rostbratwürstchen Frühstücksfleisch Schweinebauch Schweinemett Wiener Würstchen Lammkotelett	geräucherter Aal	Schnittkäse (45%*) Doppelrahm-frischkäse Schlagsahne Crème fraîche (30%*), Brie (50%*)
31 – 40% Fett nur einmal in der Woche	Käsesnacks Kartoffelchips schwarze Oliven	Mettwurst Salami Cervelatwurst Lammkotelett	(In dieser Fettstufe keine Lebensmittel)	Blauschimmelkäse (70%*) Appenzeller (50%*)
41 – 50% Fett möglichst wenig	geröstete Erdnüsse, Cashewnüsse	(In dieser Fettstufe keine Lebensmittel)	(In dieser Fettstufe keine Lebensmittel)	Halbfettbutter und -margarine, Mascarpone
über 50% Fett nur grammweise verwenden oder fettärmere Alternativen suchen	Mandeln Pistazien Haselnüsse Paranüsse Walnüsse	Rückenspeck	(In dieser Fettstufe keine Lebensmittel)	Butter Margarine Speiseöle

(* Fett i. Tr. = Fett in der Trockenmasse, genaue Definition siehe Seite 89)

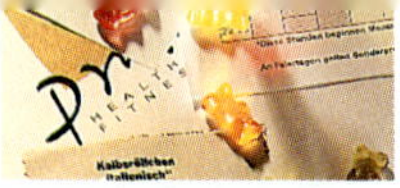

Fettarm essen in Restaurant und Kantine

Sind Sie berufstätig und müssen häufig in der Kantine oder im Restaurant essen, finden Sie selten einen Koch, der seine Menüs fettarm zubereitet. In der Kantine können Sie häufig an der Ausgabetheke zumindest die Menge der Salatsauce oder die Größe der Fleischportion bestimmen. Im Restaurant nicht. Deshalb trauen Sie sich, etwas auf dem Teller zurückzulassen, sollte Ihnen das Essen zuviel oder auch zu mächtig sein. Doch dazu muß es gar nicht kommen, wenn Sie gleich bei der Bestellung Ihr Hauptaugenmerk auf Suppen und Salate richten. Es müssen ja keine Cremesuppen sein. Beim Salat bitten Sie um einen Salat ohne Dressing, dafür aber um zwei Flaschen mit Essig und Öl, wie sie beim Italiener ohnehin auf jedem Tisch stehen – warum nicht also auch in Ihrem Restaurant. So können Sie sich Ihre Salatsauce selbst mixen. Auch Nudeln, Gemüse, Fisch und Fleisch müssen nicht unter schweren Sahne-Butter-Saucen zu Dickmachern werden. Bitten Sie den Kellner einfach, Ihnen die Sauce extra in einer kleinen Schüssel zu servieren. In gehobenen Restaurants werden Saucen nie über die Lebensmittel gegossen, sondern stets daneben. Dann kann jeder Gast selbst entscheiden, wieviel er von der Sauce auf dem Teller lassen will. Außerdem verdeckt dann keine Sauce die möglichen Fettstreifen im Fleisch! Besonders leicht ist die Auswahl beim Dessert: Mit einem Obstsalat, einer roten Grütze, einem Sorbet oder einer Kaltschale haben die meisten Restaurant auch eine leichte Alternative im süßen Angebot. Sollte allerdings Ihre Kantine bei den Nachspeisen mehr auf Tiramisu, Sahnecremes und Schokopuddings spezialisiert sein, dann können Sie mit einem Stück Obst selbst für Ihren fettarmen Nachtisch sorgen.

TIP

Wenn Einladungen ins Haus stehen, sollten Sie kein Fest versäumen, nur aus Angst, Sie könnten wieder zunehmen. Beugen Sie allzu großem Hunger vor und essen Sie vorher etwas Fettarmes. Und vertrauen Sie darauf, daß Sie gut abschätzen können, was fett und was weniger fett ist. Dann können Sie auch beim oppulenten Mahl oder lukullischen Büfett sorgfältig auswählen und das Fest samt Festmahl unbeschwert genießen.

Vorurteile abspecken

Die vielen Vorurteile gegen eine fettärmere Ernährung sind Ihnen sicherlich wohlbekannt. Um sich selbst zu einer Entfettungskur auf dem Speiseplan zu motiveren, ist es wichtig, diese Vorurteile zu hinterfragen. Was ist dran an den Aussagen, daß mit weniger Fett das Essen nicht mehr schmeckt, keine Kraft gibt und Sie nicht satt macht?

Vorurteil Nr. 1: Fett gibt Energie

Sportler werden Ihnen das Gegenteil sagen. Hochleistungssportler, die sich mit einer speziellen Diät auf ihre Wettkämpfe vorbereiten, decken ihre Kalorien größtenteils mit Kohlenhydraten. Denn Kohlenhydrate und nicht Fett oder Eiweiß geben insbesondere Ausdauersportlern das nötige Durchhaltevermögen. Wenn Sie fettarm essen, machen Sie es den Spitzensportlern nach: Sie belasten Ihren Körper nicht mit unnötigen schwerverdaulichen Fetten, sondern geben ihm wichtige Energielieferanten in Form von Gemüse, Reis, Kartoffeln sowie magerem Fleisch und Fisch.

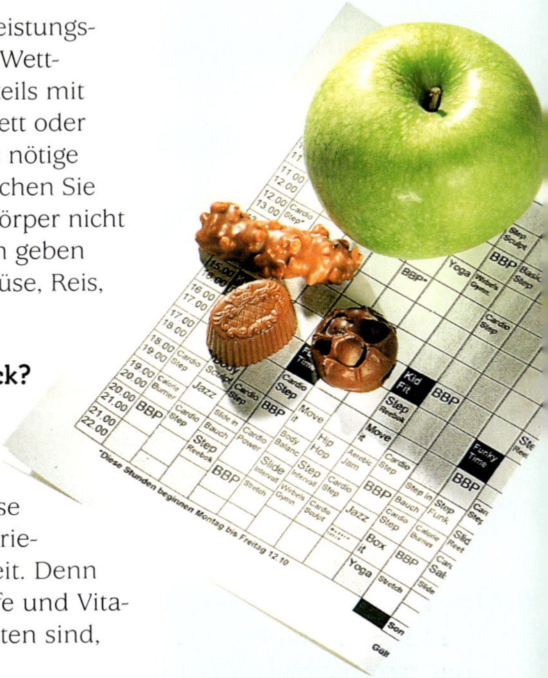

Fett liegt nur schwer im Magen. Deshalb ist Schokolade keine gute Basis für sportliche Höchstleistungen. Kohlenhydrate aus Obst, Gemüse, Brot, Nudeln und Reis geben den Muskeln schneller Kraft und länger Ausdauer.

Vorurteil Nr. 2: Weniger Fett – weniger Geschmack?

Nicht Fett, sondern die richtigen Zutaten geben den Gechmack. Deshalb können Sie fettarm und trotzdem lecker kochen. Geben Sie einfach mit mehr Gewürzen und Kräutern, frischerem Gemüse und besserem Fleisch (beispielsweise von Bio-Betrieben) Ihren Speisen mehr Aroma – und Gesundheit. Denn Gewürze und Kräuter enthalten viele Mineralstoffe und Vitamine. Und je frischer und aromatischer Ihre Zutaten sind, desto mehr Vitalstoffe enthalten sie auch.

Vorurteil Nr. 3: Nur Fett macht satt

Ein weiteres Vorurteil gegen die fettreduzierte Ernährung. Dabei ist es längst widerlegt! Unterschiedliche Studien haben herausgefunden, daß eine fettreiche Mahlzeit weitaus weniger sättigt als ein Essen mit vielen Kohlenhydraten und Eiweißen. Wenn der Käse den Magen schließt, dann nicht aufgrund seines Fettgehaltes, sondern aufgrund seiner vielen Eiweißstoffe. Andere Sättigungsbotschaften gehen nicht vom Magen aus über die Nerven ins Gehirn, sondern senden vom Blut aus ihre Nachricht. Einer der stärksten Sender ist der Blutzucker. Und der wird vor allem von den Kohlenhydraten beeinflußt. Es gibt sogar die Theorie, daß Fett auf Dauer das Hungergefühl verstärkt, weil es die Sättigungsrezeptoren unempfindlich macht, also die Antennen genau der Gehirnregion kappt, die für das Sättigungsgefühl zuständig ist.

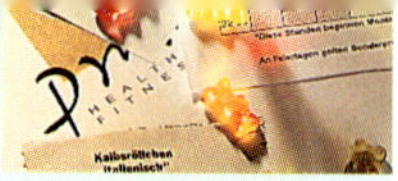

Weder Kalorienkontrolle noch Fett-Frust

Bislang haben Sie Kalorien gezählt, jetzt müssen Sie Fette zählen. Wo liegt da der Unterschied? Nun, wenn Sie eine Zeitlang das Fett gezählt und sich Ihre eigene Fett-Tabelle zusammengestellt haben, dann wird es Ihnen nicht schwerfallen, auch ohne Zählerei nur soviel Fett zu essen, wie es Ihnen und Ihrem Körper gut tut. Sie müssen also nicht mehr die Kalorienwerte aller Lebensmittel im Kopf haben, sondern einzig und allein wissen, welche Lebensmittel viel, wenig oder gar kein Fett enthalten. Und wenn Sie jetzt mal darüber nachdenken, wissen Sie das bei den meisten Lebensmitteln sowieso schon recht gut – oder? Testen Sie anhand dieser Fragen Ihr Wissen!

!

Wollen Sie erfolgreich abnehmen, versuchen Sie auf Fettwerte von etwa 30 bis 40 Gramm am Tag zu kommen. Helfen werden Ihnen in der ersten Zeit die Rezepte in diesem Buch als Anregung und Hinweise. Aber auch wenn Sie die 30 Gramm Fett am Tag nicht gleich und auch nicht jeden Tag einhalten, so macht das nichts. Immerhin: Mit 60 bis 70 Gramm Fett pro Tag, werden Sie Ihr Gewicht halten.

Der Fett-Test

1 Womit streichen Sie sich das meiste Fett aufs Brötchen?

Marmelade — Hüttenkäse — Nußcreme

2 Welche Zwischenmahlzeit enthält das meiste Fett?

eine Orange — zwei Scheiben Salami — ein Kaffee mit Sahne

3 Welches Fleischstück ist das fetteste?

Schweineschnitzel — Rinderhack — Lammkotelett

4 Welcher Kuchen macht am schnellsten dick?

Obsttorte — Sahnetorte — Sachertorte

5 Welche Wurst enthält das meiste Fett?

Geflügelwurst — Mettwurst — Leberwurst

6 Welcher Käse enthält mehr Fett?

Weichkäse (50% Fett i. Tr.) — Gouda (45% Fett i. Tr.) — Parmesan (35% Fett i. Tr.)

7 Welche Knabbereien gehen am meisten auf die Hüften?

Salzstangen — Kartoffelchips — Kräcker

Auflösung des Fett-Testes

❶ Natürlich die Nußcreme. Marmelade enthält überhaupt kein Fett, Hüttenkäse etwas mehr. Doch selbst wenn Sie sich viermal soviel Hüttenkäse wie Nußcreme aufs Brötchen streichen, kommen Sie noch auf weniger Fett.

❷ Auch wenn die Salami hauchdünn geschnitten ist, sind zwei Scheiben davon bei weitem fetter als der Teelöffel Sahne, den Sie sich in den Kaffee gießen. Und eine Orange ist, weil fettfrei, als Zwischenimbiß immer erwünscht.

❸ Lammkotelett ist am fettesten. Und ein Schweineschnitzel fällt auch noch gegenüber dem Rinderhack direkt mager aus. Hätten Sie nicht gedacht? So ergeht es vielen. Doch daß Schweinefleisch immer fett und Lammfleisch gesund ist, stimmt schon lange nicht mehr. Genaueres können Sie in jeder modernen Fett-Tabelle nachlesen.

❹ Die Sahnetorte mit viel Butter, Sahne und Eiern gebacken, schlägt alle anderen Torten im Fettgehalt. Ganz leicht kommt dagegen der einfache Obstboden daher. Dank ihm muß niemand auf sein Stück Kuchen verzichten.

❺ Mettwurst und Leberwurst nehmen sich nicht viel im Fettgehalt. Nur können Sie bei der Leberwurst auf die viel fettärmere Kalbsleberwurst ausweichen. Doch selbst darin stecken noch 21 Prozent Fett. Richtig mager wird es erst bei der Geflügelwurst

❻ Auch wenn die unterschiedlichen Angaben etwas anderes vermitteln, haben alle drei Käsesorten etwa gleich viel Fett. Lassen Sie sich vom Kürzel »Fett i. Tr.« nicht verwirren. Es bedeutet »Fett in der Trockenmasse«, also den Fettanteil, den der Käse hätte, wenn ihm sein gesamtes Wasser entzogen wäre. Käsesorten mit gleich hoher Fettangabe sind deshalb nicht unbedingt gleich fett, weil sie eventuell unterschiedlich viel Wasser enthalten und dieses Wasser in der Angabe »Fett i. Tr.« nicht berücksichtigt wird. Verwirrend, aber leider vom Gesetzgeber so vorgesehen. Eine Faustregel

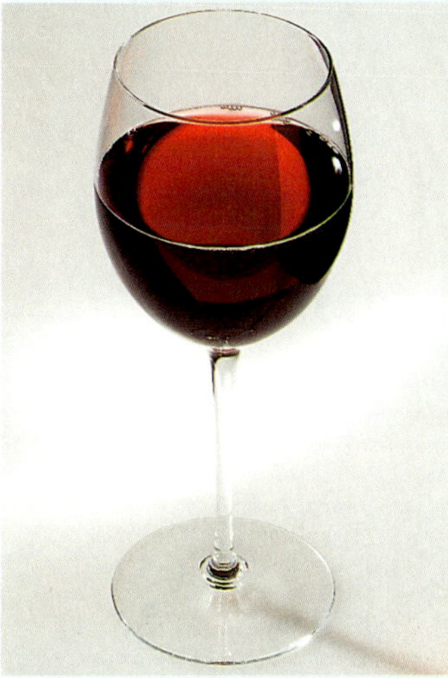

Wenn Sie nur noch Fette und keine Kalorien mehr zählen, dann vergessen Sie nicht Bier und Wein, Cognac und Sekt. Alkohol geht sofort auf die Hüften – außer wenn Sie gleich danach aktiv werden und Ihr Stoffwechsel den Alkohol verbrennt.

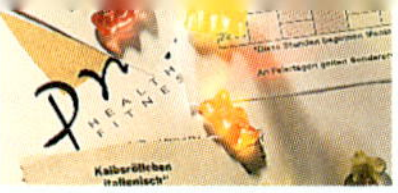

hilft Ihnen, grob den wahren Fettgehalt des Käses zu bestimmen: Bei Hartkäse ist der Fettgehalt 3/4 des angegebenen Fettgehaltes, bei Schnittkäse etwas weniger als 2/3 und bei Weichkäse etwas weniger als die Hälfte des angegebenen Trockenwertes.

7 Die Kartoffelchips haben achtmal mehr Fett als die Salzstangen und liegen auch noch weit vor den Kräckern. Überlegen Sie vorher, was Sie so nebenbei beim Fernsehen knabbern möchten. Vielleicht schmeckt Ihnen ja auch ein alkoholfreier Cocktail, etwas Obst oder ein Joghurt?

Fettarm essen und Bewegung contra Durchhänger

Wer eine Diät macht, kennt auch die Durchhängephasen. Der Magen knurrt, doch der Zeiger auf der Waage bewegt sich nicht einen Millimeter weiter nach unten. Frust kommt auf, eine Pralinenschachtel voll süßer Trostpflaster muß jetzt einfach sein. Und die schlägt sich sofort in Form von zusätzlichen 300 Gramm nieder. Ernähren Sie sich fettbewußt, dann kennen Sie diese Durchhänger nicht. Brot, Kartoffeln, Reis, Nudeln, Obst und Gemüse – all diese Lebensmittel sind unbegrenzt erlaubt und stecken voller Kohlenhydrate, die einen Heißhunger auf Süßes nicht aufkommen lassen. Unter anderem deshalb, weil Kohlenhydrate im Gehirn Botenstoffe freisetzen, die die schlechte Stimmung vertreiben. Außerdem geben Kohlenhydrate die nötige Energie, um beim Abnehmen fit zu bleiben und aktiv zu werden. Und damit schützen Sie sich zusätzlich vor Frust. Denn wer sich bewegt, setzt in seinem Gehirn Glückshormone, sogenannte Endorphine, frei, die die schlechte Laune vertreiben. Ganz wichtig für alle, die bislang aus Kummer oder Ärger viel zuviel gegessen haben. Ihnen hilft der Sport zweifach. Sie verbrauchen überschüssige Kalorien und fühlen sich zusätzlich, dank der freigesetzten Glüchshormone, spürbar besser, so daß sie keinen neuen Kummerspeck ansetzen.

TIP

Stellen Sie die Waage in die hinterste Ecke Ihres Badezimmers. Denn Ihr Körper nimmt nicht auf Kommando ab. Lassen Sie ihm Zeit, sich von seinen Pfunden zu verabschieden.

Verbote sind verboten

Seien Sie beim Abnehmen flexibel. Je mehr Sie auf etwas verzichten, desto stärker wächst auch Ihr Wunsch danach. Zum Schluß denken Sie nur noch an die ersehnte Bratwurst oder an Pommes mit Mayo. Hin und wieder sollten Sie sich ganz bewußt auch solche fetten Lieblingsspeisen gönnen. Und dann von ganzem Herzen und ohne schlechtes Gewissen genießen.

Flexibel bleiben

Flexibel sein heißt beim Abnehmen, nie ganz auf ein Lebensmittel zu verzichten, sich nie etwas ganz und gar zu verbieten. Wenn Sie wissen, daß Sie schnell Heißhunger auf Schokolade, auf Käsekuchen oder irgend etwas anderes bekommen, dann nützt ein generelles Verbot ohnehin nichts. Garantiert kommt dieser Heißhunger immer wieder. Sie werden irgendwann schwach werden und nicht mehr dagegen ankämpfen können. Es ist besser, sich bewußt die gelegentliche Lust auf Pommes oder Pralinen hin und wieder zu gönnen, als stets seinen Heißhunger zu ignorieren und sich »seine« kritischen Lebensmittel rigoros zu verbieten. Überlegen Sie, in welchen Situationen Sie besonders gerne diese Lebensmittel essen. In der Tabelle auf der nächsten Seite entdecken Sie einige Beispiele. Daneben steht, wieviel man davon pro Woche ganz bewußt genießt, und welche Extra-Portion man sich zugesteht, sollten einmal Ausnahmesituationen auftreten. Füllen Sie Ihre eigene, ganz persönliche Tabelle aus, in die Sie Ihre kritischen Lebensmittel auflisten. Dann notieren Sie sich noch Alternativen zu diesen Lebensmitteln, und am besten auch noch einige Maßnahmen und Tricks, die Sie ergreifen wollen, um mit »Ihren« Dickmachern besser umzugehen. Nehmen Sie sich Zeit für diese Liste, und setzen Sie Ihre Ziele nicht zu hoch an. Denn Ihr oberster Maßstab sollte sein, diese Ziele auch wirklich zu erfüllen. Sie können in der zweiten Woche Ihre Vorgaben erneut festlegen und dadurch lernen, langsam aber stetig die kritischen Lebensmittel zu reduzieren.

Ernährungspsychologen haben längst erkannt, daß starre Diäten nicht helfen. Denn je stärker Sie sich etwas verbieten, und je rigoroser Sie Ihre Ernährung kontrollieren, desto leichter kann Ihr Eßverhalten gestört werden.

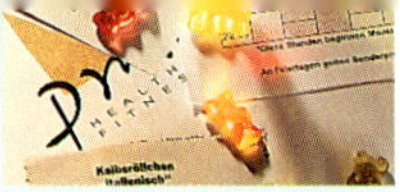

Kritische Lebensmittel: Plan für eine Woche (Beispiel)

	pro Woche	Ausnahme-situation	Alternativ-vorschlag	Tricks & Tips
Bier	5 Flaschen	Besuch: + 1 Flasche Kegelabend: + 2 Flaschen Überstunden: + 1 Flasche	Radler, Mineralwasser zum Essen, abends leckeren Fruchtsaft	Bierkasten im Keller, nicht in der Wohnung aufbewahren, jedoch Mineralwasser immer griffbereit
Kartoffel-chips	1 kleine Packung	langer Fernsehabend: + 1 Schälchen Chips	Salzstangen, salziges Popcorn mit Paprika bestäubt, Gewürzgurken	nur kleine Chipstüten kaufen, Chips für Besuch in die hinterste Ecke des obersten Schrankes legen
fetter Käse (ohne Brot)	150 g vom besten Käse	Streß: + 1 Käseecke (30 g)	Magerquark ver-rührt mit zer-drücktem Blau-schimmelkäse	keine großen Käsestücke kaufen, besser mehrere kleinere von edlen Käsesorten, davon schneidet man automa-tisch weniger ab
Schoko-lade	7 Riegel	Einladung: + 1 Stück Konfekt	Studentenfutter, 1 Tasse Kaffee, 1 Tasse heiße Schokolade, 1 Telefonat, 1 Illustrierte	ganze Tafel in Riegel teilen, nie ganze Tafel aufbewahren, edle und teure Pralinen statt Schokolade kaufen
Sahne-torte	1 Stück	Einladung: + 1 Stück	Obsttorte, Quarktorte, cremiger Cappuccino	selbst leckere Obsttorte backen, nur noch beim besten Konditor kaufen, Stück nochmals teilen und für den nächsten Tag einfrieren

Abnehmen beginnt im Kopf

Die leichtesten Rezepte für fettärmeres Essen und die besten Gymnastikübungen reichen nicht aus, um langfristig erfolgreich abzunehmen und das Gewicht dann auch zu halten. Das schaffen Sie erst dann ohne Frust und ohne Streß, wenn Sie wirklich motiviert sind.

Die Pölsterchen an Hüfte und Po sind Miesmacher, also kein guter Ansporn fürs Abnehmen. Was Sie brauchen, sind positive Mutmacher, die Sie dazu bringen, Spaß am Abnehmen zu haben und Erfolge sofort zu erkennen. Viele versuchen, sich durch tägliches Abwiegen zu motivieren. Sie kaufen sich Waagen, die jede 100-Gramm-Stufe genau angeben, und auf denen schon kleinste Erfolge meßbar werden. Doch nicht wenige erleiden mit dem täglichen Gang auf die Waage auch Schiffbruch. Denn nicht immer sinkt das Gewicht kontinuierlich ab. Manchmal bleibt es wochenlang auf der gleichen Höhe. Es kann sogar passieren, daß Sie sich fettarm ernähren und Ihr Gewicht nimmt zu, weil Sie viel Sport treiben und Muskeln aufbauen, oder weil Ihr Körper viel Wasser einlagert, zum Beispiel zwei Wochen nach der Regelblutung. Sich zu wiegen, bedeutet eigentlich nur, sich zu kontrollieren. Doch Abnehmen soll nichts mit Kontrolle und Zwang zu tun haben, sondern mit Freude: Freude daran, ein besseres und gesünderes Ernährungsverhalten zu lernen, das schlank und fit macht.

Motivationsübungen

Damit die Freude am (fettarmen) Essen nicht verloren geht, finden Sie auf den folgenden Seiten Übungen, die Sie motivieren sollen, mit dem Abnehmen anzufangen und dabei- zu- bleiben. Lesen Sie sich die einzelnen Übungen genau durch. Prüfen Sie sorgfältig, ob Sie mit Übungen, die Ihnen vielleicht zuerst komisch vorkommen, nicht doch etwas anfangen können. Erfinden Sie eine eigene Variante. Übrigens, ab Seite 98 finden Männer spezielle Motivationshilfen.

TIP

Wiegen Sie sich nur noch einmal pro Woche. Holen Sie statt dessen aber Ihr Maßband heraus und messen regelmäßig den Umfang von Oberschenkeln, Hüfte und Taille. Bei Sport, regelmäßiger Gymnastik und fettarmem Essen verlieren Sie Fett und bilden Muskeln. Auf der Waage merken Sie vielleicht kaum einen Unterschied. Aber Ihre Muskeln sind kräftiger und Ihre Haut fester. Dann ist das Maßband Ihr einziges Beweismittel für mehr Fitneß und weniger Fett.

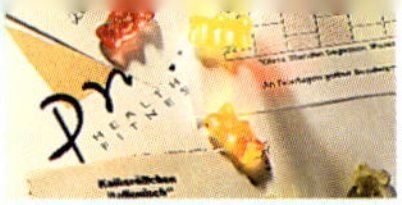

Spiegelübung: Wunschfigur

Stellen Sie sich vor einen Spiegel und fragen Sie sich: »Wie will ich aussehen?« Ziehen Sie Ihren Bauch ein, strecken Sie Ihre Brust nach vorne, und drücken Sie Ihre Hand gegen Ihren Bauch, bis Sie so schlank sind, wie Sie es sich wünschen würden. Sie können auch die Rundungen an Ihrem Po etwas wegdrücken oder sanft in die richtige Form kneten, genauso, wie Sie sich Ihren Körper wünschen. Richten Sie sich auf, beugen Sie sich vor oder bewegen Sie sich. Beobachten Sie genau, wie sich Ihre Körpersilhouette bei jeder Bewegung verändert. Entdecken Sie, wie kräftig Ihre Muskeln sind, wie straff Ihre Haut ist. Massieren Sie dabei Ihre einzelnen Körperzonen und beobachten Sie dabei, wie gut Sie aussehen können. Fassen Sie beispielsweise mit beiden Händen um Ihre Oberschenkel, so daß sie schmal und straff werden. Schauen Sie sich an und modellieren Sie Ihre einzelnen Körperzonen von der Wade bis zu den Oberarmen so, wie Sie sie schon immer gerne gehabt hätten.
Sollten Sie sich so dick fühlen, daß Sie keinen Spiegel mehr sehen können, dann probieren Sie diese Übung liegend im Bett. Schließen Sie dabei Ihre Augen, massieren und kneten Sie Ihren Körper und stellen Sie sich vor, wie Ihre Rundungen langsam immer fester und flacher werden.
Verwandeln Sie bei dieser Übung Ihren Körper. Entdecken Sie, daß Ihr Körper nicht schwerfällig und unbeweglich ist, sondern weich und verformbar. So können Sie sich besser vorstellen, wie schön es sein könnte, an manchen Stellen etwas schlanker und schmäler zu sein. Das beste Ergebnis dieser Übung wäre natürlich, daß Sie bei allem Massieren und Modellieren Ihres Körpers beruhigt feststellen, daß Sie mit Ihren Rundungen rundum zufrieden sind.

Durch mehr Bewegung und Sport, aber auch mit dieser Spiegelübung verbessern Sie Ihr Körpergefühl: der beste Start, um selbstbewußt abzunehmen.

Übung: Phantasiereise

Gehen Sie vor und auch während des Abnehmens hin und wieder auf eine Phantasiereise, bei der Sie sich vorstellen, daß Sie bereits Ihre Wunschfigur erreicht haben. Entspannen Sie sich, schließen Sie vielleicht sogar die Augen und springen Sie ein halbes bis ein Jahr hinein in die Zukunft, in der Sie längst so schlank sind, wie Sie es sich immer gewünscht haben. Lassen Sie vor Ihren geschlossenen

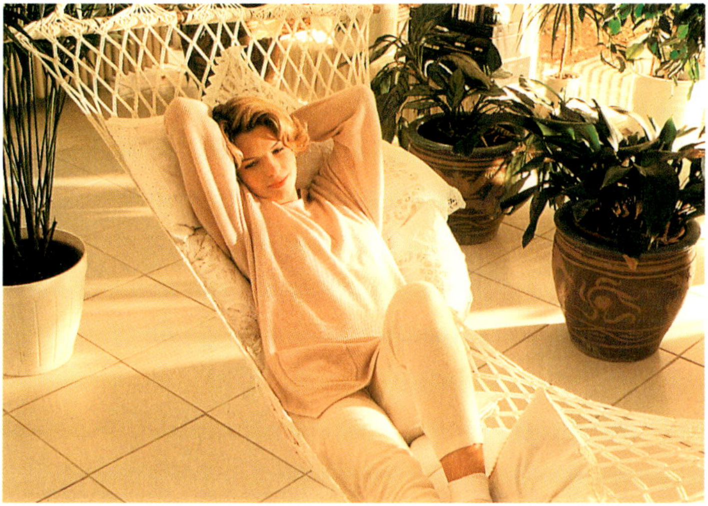

Stellen Sie sich hin und wieder vor, Sie hätten Ihre Wunschfigur schon erreicht. Auch so motivieren Sie sich.

Augen Bilder entstehen, in denen Sie am Strand liegen, zum Schwimmen gehen oder ins Gymnastikstudio. Sie freuen sich über Ihre Wunschfigur – und andere freuen sich mit Ihnen. Während dieser Phantasiereise fragt Sie eine Freundin, wie Sie es denn geschafft haben, abzunehmen und Ihr Gewicht zu halten. Erzählen Sie es ihr. Sprechen Sie von den Strategien, mit denen Sie erfolgreich abgenommen haben. Reden Sie über Ihre Schwierigkeiten und wie Sie damit fertig geworden sind. Beschreiben Sie genau, wie Sie sich damals gefühlt haben, und wie gut es Ihnen jetzt geht. Schildern Sie Ihre Tricks und Erfolge. Motivieren Sie Ihre Freundin, ebenfalls mit »Ihrer« Methode abzunehmen. Zum Schluß berichten Sie Ihrer Freundin auch noch, wie Sie damals mit dem Abnehmen angefangen haben: etwas skeptisch, aber bereit, es endlich zu schaffen. Danach kommen Sie langsam aus Ihrer Reise zurück und erinnern sich daran, welche Ratschläge und Hinweise Sie in Ihrem Tagtraum Ihrer imaginären Freundin gegeben haben. Sicherlich ist einiges Nützliche für Sie dabei! Das Entscheidende an dieser Übung sind jedoch nicht diese Ratschläge, sondern Ihre Vorstellung, daß Sie es geschafft haben. So motivieren

TIP

Die Phantasieübung kann Ihnen helfen, mögliche Probleme beim Abnehmen positiv zu bewältigen.

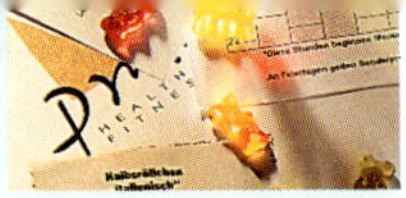

Sie sich von innen heraus. Positives Denken macht Mut und sprengt die innere Angst, es ja doch nicht zu schaffen. Sprechen Sie in Ihren Phantasiereisen jeweils mit einer anderen Freundin und auch mal – vor allem für Männer – mit einem Freund, der Sie auf Ihre tolle Figur anspricht.

Ein besseres Ernährungsverhalten einüben

Sie haben bereits einige Pfunde erfolgreich abgenommen. Doch immer wieder merken Sie, daß in Ihnen noch die alte Diätvorstellung auftaucht, auf etwas verzichten zu müssen, um wirklich abzunehmen. Sie verbieten sich die Schokolade, gehen an der verlockend duftenden Bäckerei vorbei und machen um jede Würstchenbude einen großen Bogen. Stop! Sie machen nämlich keine Diät, sondern Sie üben eine Ernährung ein, mit der Sie gesund schlank werden und ein Leben lang bleiben. Und zu diesem Leben gehören nun mal auch Schokolade, Kuchen, Bratwürste und Pommes. Die folgenden beiden Übungen zeigen Ihnen, wie Sie solchen Verlockungen begegnen können, ohne zuzunehmen.

Lernen Sie, auch angebliche »Eßsünden« mit allen Sinnen zu genießen – umso seltener werden Sie darauf Heißhunger verspüren.

Geschmacksübung

Der Geruch eines Hamburgers (oder Currywurst, Pommes frites, frisch gebackener Pizza) steigt Ihnen in die Nase und im Gehirn hämmert die Botschaft: zu fett, zuviele Kalorien, bleib stark, gib nicht nach. Diesmal reagieren Sie völlig anders! Gehen Sie ohne zu zögern, ohne Gedanken an Diätsünden mit sicherem Schritt auf die Imbißbude zu, saugen Sie dabei den Duft in sich auf. Bestellen Sie einen Hamburger, schauen Sie genau zu, wie er vor Ihren Augen zubereitet wird. Achten Sie auf das Aussehen, als müßten Sie den Hamburger später exakt nachzeichnen. Vor dem ersten Bissen sollten Sie zuvor daran riechen. Prüfen Sie, wie elastisch das Brötchen ist, und beißen Sie dann einen kleinen Happen ab. Analysieren Sie den Geschmack. Fragen Sie sich, ob Sie das Fleisch gerne schärfer oder milder hätten. Beschreiben Sie das Gefühl, das der Hamburger in Ihrem Mund auslöst. Genießen Sie mit allen Sinnen, als hätten Sie nie zuvor etwas so Köstliches gegessen und kämen auch nie danach wieder in den Genuß einer solchen Delikatesse. Diese Übung zeigt Ihnen, ob der Genuß eines Hamburgers (es könnte auch ein Stück Schokolade oder eine andere Leckerei sein) wirklich lohnt. Sie erleben intensiv, was Sie an diesem Lebensmittel mögen. Ist es der Geruch, der Geschmack, der Biß oder vielleicht nur die Farbe? Oder gefällt Ihnen die unkomplizierte Atmosphäre eines Fast-Food-Restaurants – all das werden Sie erst erfahren, wenn Sie es ganz intensiv erleben. Lernen Sie Ihren eigenen Geschmack besser kennen. Je intensiver Sie wahrnehmen, desto bewußter und alltäglicher wird Ihnen der Geschmack des besten Hamburgers und der verlockendsten Schokolade. Dann können Sie ohne Qualen Fast-Food-Restaurants oder angebrochene Schokoladentafeln links liegen lassen.

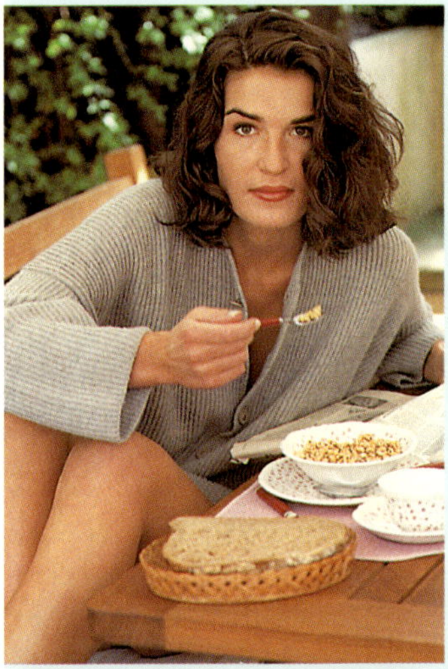

Geben Sie nicht gleich jedem Impuls nach, sondern finden Sie heraus, worauf Sie wirklich Appetit haben.

Übung: Speisekammer öffnen

Wenn Sie beim Einkaufsbummel durch die Fußgängerzone erst an einer Wurstbude stehen bleiben und sich Pommes frites gönnen, nach zwanzig Minuten eine Pizza kaufen und schließlich an einem süßen Blätterteigstückchen einfach nicht vorbeikommen, dann haben Sie etwas falsch gemacht: Sie haben nicht das gegessen, worauf Sie wirklich Appetit hatten. Pommes, Pizza und Kuchen waren nur ein Ersatz, der nie wirklich das getroffen hat, was Ihren Appetit längere Zeit gestillt hätte. Horchen Sie in sich hinein, um festzustellen, wonach Ihr Appetit eigentlich verlangt, bevor der zufällige Geruch einer Bäckerei oder die Leuchtreklame einer Fast-Food-Kette Ihre Geschmacksnerven in die Irre leiten. Schließen Sie die Augen und öffnen Sie in Ihrer Phantasie eine große, verwinkelte Speisekammer mit allem, was Sie sich vorstellen können. Sie sehen Würste, Konserven und Knabbereien, Obst, Gemüse, Süßigkeiten, Nüsse und viele andere leckere Sachen. Gehen Sie in diese Speisekammer hinein und überlegen Sie lange, was Ihnen jetzt schmecken könnte. Schauen Sie in alle Winkeln dieses Raumes, leuchten Sie mit einer Taschenlampe auch in die letzten Ecken, und räumen Sie in Ihrer Phantasie die Regale aus, um endlich das zu finden, worauf Sie wirklich Appetit haben. Lassen Sie sich Zeit dabei, geben Sie nicht gleich dem ersten Impuls nach, sondern suchen Sie nach etwas, das Ihnen jetzt viel besser schmecken könnte als alles andere. Haben Sie es endlich entdeckt, dann fragen Sie sich, ob es Ihnen

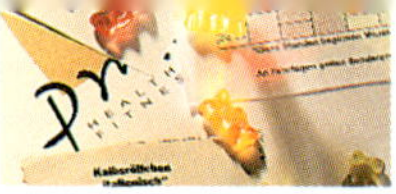

wirklich viel ausmachen würde, im Augenblick darauf zu verzichten. Erst wenn Sie diese Frage mit Ja beantworten, sollten Sie unbedingt Ihrem Wunsch nachkommen und dieses Lebensmittel essen, ganz gleich wie ungesund und fett es auch sein mag.
Auch diese Übung dient dazu, Ihre Ernährungsgewohnheiten zu erkennen. Erst dann können Sie sinnvoll damit umgehen. Wollen Sie langfristig abnehmen und danach Ihr Gewicht halten, dürfen Sie Ihre Vorlieben nicht einfach ignorieren. Versuchen Sie mit dieser Speisekammer-Übung, Ihre wirklichen Vorlieben zu entdecken und mit der Geschmacksübung, diese Vorlieben zu akzeptieren und langsam zu verändern.

Männern fällt das Abnehmen schwerer

Achten Sie auf Ihre Sprache. Sagen Sie nicht »Fettverzicht«, sondern sprechen Sie vom »Fett einsparen«. Sagen Sie nicht, daß Sie jetzt weniger Schokolade essen. Erzählen Sie davon, daß Sie mehr Obst mögen. Formulieren Sie möglichst positiv. Dann gehen Sie auch positiver mit Ihrem Gewicht und Ihrem Körper um.

Nicht erst seitdem die Kosmetikwerbung den muskulösen, straffen Männerbauch auf alle Litfaßsäulen brachte, gilt die Nabelregion als Problemzone des starken Geschlechts – noch dazu, wo doch der männliche Bauchansatz auch vom Mediziner sehr viel kritischer begutachtet wird als die Pölsterchen auf den Hüften der Frau. Trotzdem gibt es nur ganz wenige Abnehmgruppen für Männer. Und noch immer ist Abnehmen unter Männern ein Tabuthema. Männer stehen auf der Waage ziemlich verlassen da. Für sie wären Motivationsübungen umso wichtiger. Doch kaum ein Mann wird sich vor den Spiegel stellen und seinen Körper genau begutachten. Vielleicht findet ja die Bauchübung auf Seite 100 mehr Anklang.

Die Restaurantübung

Wenn Männer im Kollegenkreis zum Essen gehen oder sie sich mit Freunden abends noch auf ein Bier treffen, fällt es dem einen oder anderen gar nicht so leicht, sich zu einem fettbewußteren Essen zu »bekennen«. Wenn es Ihnen auch so geht, hilft Ihnen in der konkreten Situation folgende Verhaltensübung: Verbergen Sie gar nicht erst Ihren Wunsch, gesund zu essen. Verlangen Sie gleich als erster ganz deutlich beispielsweise ein alkoholfreies Bier und bei der Menüauswahl einen Salatteller, eine klare Brühe oder ein anderes leichtes Gericht. Wenn die anderen dann ihren Schweinebraten bestellen und Sie fragend anschauen, erklären Sie offen heraus, daß Sie sich mit Ihrem Gewicht nicht mehr wohl fühlen und deshalb jetzt etwas stärker auf eine gesunde, fettärmere Ernährung achten. Je offensiver Sie Ihre Meinung vertreten, desto mehr Respekt werden Sie für Ihren Entschluß ernten. Bereiten Sie sich aber auf hämische Bemerkungen vor. Am besten können Sie sich dummen Witzen im Stile von »Jetzt hat seine Frau ihn auf Diät gesetzt« entziehen, wenn Sie ganz sachlich darüber berichten, wie wichtig es Ihnen ist, mit weniger Pfunden Ihren Körper jung zu halten. Fitneß ist in, und jeder will heute sportlich und aktiv sein. Vermutlich wird in der nächsten Zeit ein Bekannter Sie sogar ansprechen, und Sie können zu zweit ein bißchen Sport treiben oder gemeinsam ins Fitneß-Studio gehen. Vielleicht haben Sie auch das Glück, in Ihrer Nähe eine Männergruppe zu finden, in der über Gewichtsprobleme gesprochen wird.

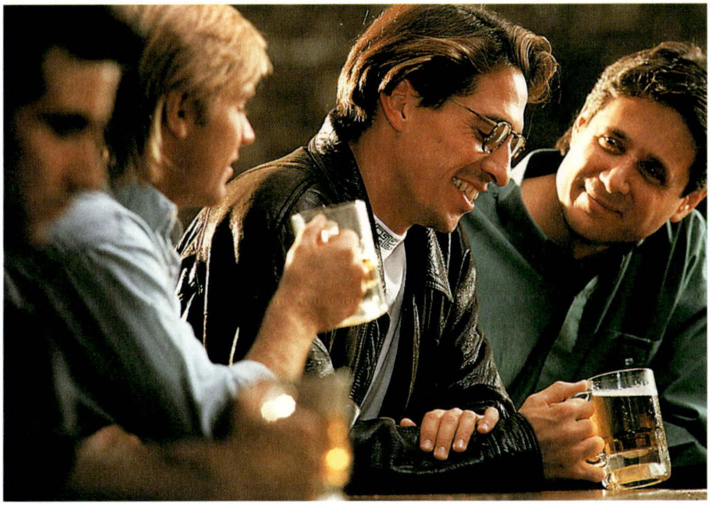

Männer reden selten über Gewichtsprobleme. Doch gerade beim Essen oder beim Bier sollten sie offen darüber sprechen, daß sie sich gesundheitsbewußt ernähren wollen, um fit zu bleiben.

TIP

Die Suche nach einer geeigneten Abnehmgruppe nur für Männer wird kaum Erfolg haben. Da fällt es vielen leichter, einer Männersportgruppe beizutreten. Auch wenn dort die überflüssigen Pfunde auf der Waage und die versteckten Fette im Essen kein Thema sind, spornt der Spaß am Sport dazu an, Kilo für Kilo zu verlieren. Und das regelmäßige Training hilft, überflüssiges Fett abzuspecken.

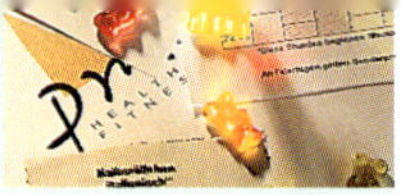

TIP

Allein Ihre Initiative, gesund abzunehmen, ist eine Belohnung wert. Gehen Sie regelmäßig ins Kino, oder besuchen Sie mal wieder ein Theater. Wie wär's mit einem entspannenden Bad? Ideal für alle, die aus Streß oder Frust essen! Oder trauen Sie sich, endlich mal eine neue Frisur auszuprobieren.

Bauchübung für den Mann

Sie liegen im Bett und legen beide Hände auf Ihren Bauch. Atmen Sie tief in den Bauchraum ein und aus und spüren Sie, wie sich Ihr Bauch hebt und senkt. Fühlen Sie genau nach, ob Sie Ihren Bauch als wohlig empfinden, als Zeichen von Geborgenheit, als Symbol von Wohlstand oder auch Körperkraft. Erkunden Sie alle Gefühle, die Sie mit Ihrem Bauch in Zusammenhang bringen. Atmen Sie weiterhin ruhig ein und aus. Versuchen Sie möglichst viele positive, aber auch negative Assoziationen zuzulassen. Probieren Sie aus, wie stark Sie ihren Bauch einziehen und Ihre Bauchmuskeln anspannen können. Und allmählich wird Ihnen bewußter, was Ihnen Ihr Bauch, ja vielleicht auch Ihr Körper bedeutet. Mit einem intensiveren Körpergefühl fällt es Ihnen leichter, sich bewußt für mehr Bewegung und eine gesündere Ernährung zu entscheiden.

Belohnen Sie sich!

Kindern gibt man ein Eis aus, wenn sie mit einer guten Note aus der Schule kommen. Einige Abnehmprogramme schreiben auch solch ein Belohnungssystem vor. Für jedes Kilo weniger gibt es eine Kinokarte, einen Besuch beim Friseur, einen Einkaufsbummel usw. Doch Kino, Theater, oder Einkaufsbummel sollte sich jeder gönnen; erst recht als Trostpflaster, wenn der erhoffte Abnehmerfolg mal ausbleibt. Wenn Sie allerdings abgenommen haben, belohnen Sie sich zusätzlich, indem Sie sich Ihren Erfolg deutlich vor Augen führen. Wiederholen Sie die Spiegelübung von Seite 94, und versuchen Sie herauszufinden, an welchen Körperpartien Sie Pfunde verloren haben. Ist der Bauch straffer, sind die Hüften schmaler oder ist der Po fester?

Fettarm essen leicht gemacht

Quälen Sie sich nicht
mit Hüttenkäse,
Knäckebrot und ein
paar Salatblättern.
Genießen Sie es,
schlanker zu werden,
mit leckeren Rezepten,
die Sie ohne Probleme
nachkochen können.

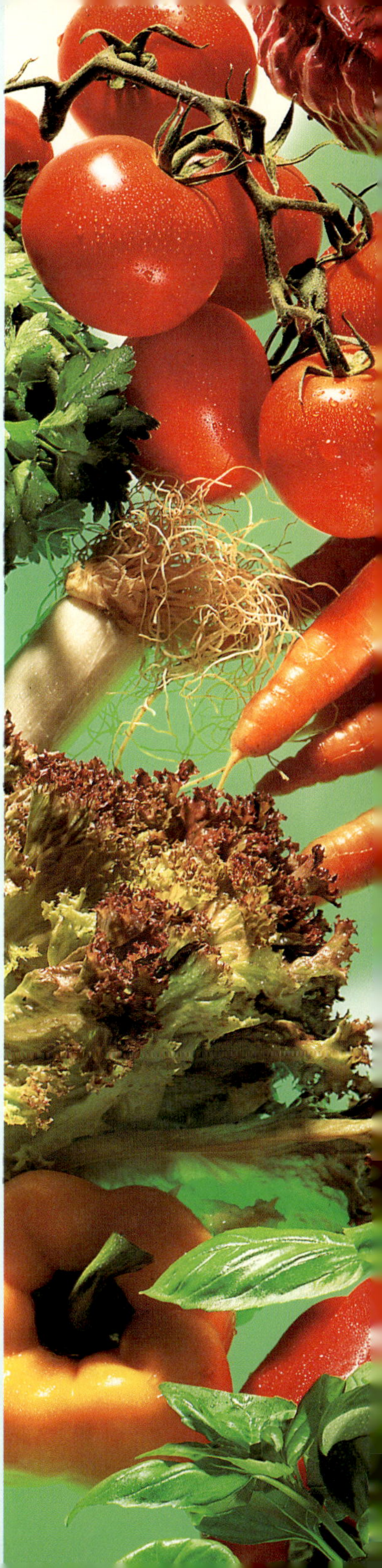

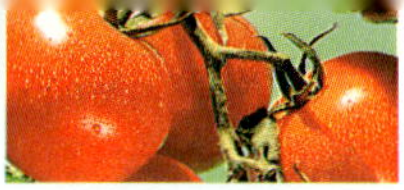

Rezepte zum Abnehmen

Wollen Sie sich fettarm ernähren, müssen Sie weder Rinderbraten noch Käsekuchen von Ihrem Speiseplan streichen. Die folgenden Rezepte zeigen es Ihnen. Sie geben Ihnen Ideen und Anregungen, wie Sie auch ohne den ständigen Griff zu Light-Produkten mit weniger Fett beim Kochen auskommen.

Die Rezepte sollen für Sie eine Anregung sein, selbst auszuprobieren, wie Sie Ihre eigenen Rezepte »entfetten« können. Sie werden viele Anregungen finden, leichter zu kochen. Auch die Tips unter den Rezeptfotos helfen Ihnen, in Zukunft mit weniger Fett zu kochen und zu backen. Unter den Rezepten werden Sie kaum eines mit mehr als 15 Gramm Fett pro Portion finden. Die genauen Fettwerte (»F« steht für Fett) sind für jedes Rezept berechnet. Auch die Kalorien (kcal) sind angegeben für alle, die noch nach alter Methode ihre Kalorien zählen. Alle Rezepte mit Ausnahme der Kuchen und Torten sind für vier Personen gedacht. Und wenn nur einer am Tisch auf die Linie achtet und die anderen »normal« essen wollen: Gar kein Problem, denn diese Rezepte sind so lecker, daß niemand an Diät denkt. Außerdem finden Sie immer eine kleine Anregung, wie Sie das Rezept ohne viel Mühe so abwandeln, daß Kinder, Partner, Freunde oder Gäste mitessen können, auch wenn sie nicht abnehmen wollen. Sie müssen also nicht mehr extra kochen. Mit ein paar Handgriffen, beispielsweise durch eine anders zubereitete Sauce oder eine etwas üppigere Beilage, wird es selbst denjenigen schmecken, die bislang immer über Diätrezepte gemeckert haben – erst recht, wenn sie erfahren, daß fettbewußtes Genießen nicht nur der Linie, sondern auch ihrer Gesundheit guttut und zu den einfachsten und besten Methoden zählt, lange fit und aktiv zu bleiben.

TIP

Achten Sie bei Light-Produkten darauf, wodurch sie »leichter« geworden sind: Oft ist es nur der Zucker, der durch Süßstoffe ausgetauscht wurde. Beim Abnehmen helfen vor allem solche Light-Produkte, die weniger Fett enthalten. Es werden heute viele Käse- und Wurstsorten sowie Margarine-, Butter- und Milcherzeugnisse angeboten, die mit weitaus weniger Fett auskommen und trotzdem sehr gut schmecken können.

Frühstück

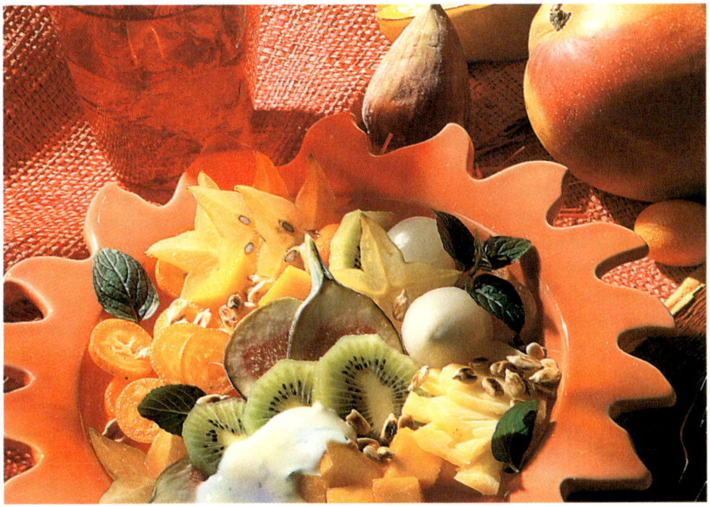

Ihr Fertigmüsli sollte keine Schokolade und nur wenig Krokant enthalten, sonst wird aus dem Muntermacher ein Dickmacher.

Früchtemüsli

1 Früchte waschen, putzen, eventuell schälen, Mango vom Kern lösen. Fruchtfleisch kleinschneiden, mit dem Müsli vermengen und ziehen lassen.
2 Mark aus der Vanilleschote herausschaben, mit Joghurt und Frischkäse verrühren und zu den Früchten geben.

Pro Portion ca.: 3 g F, 205 kcal

Wenn andere mitessen:
Rühren Sie unter den Joghurt noch 1 TL Kakao und geben Sie grob gehackte Haselnüsse mit in das Früchtemüsli.

100 g Kumquats, 4 Feigen
1 Sternfrucht, 8 Litschis
1 Mango, 4 Kiwis, 1/2 Ananas
(oder Früchte Ihrer Wahl)
2 EL Müslimischung
1 Vanilleschote
2 Becher Magermilchjoghurt
100 g Frischkäse mit Buttermilch

Süße Kiwibrote

1 Knäckebrot dünn mit Sauerrahm bestreichen.
2 Kiwis schälen, in Scheiben schneiden, auf die Brote legen. Honig darüberträufeln lassen.

Pro Portion ca.: 2 g F, 220 kcal

Wenn andere mitessen:
Knäckebrot statt mit Sauerrahm mit Rahmfrischkäse bestreichen.

8 Scheiben Knäckebrot
3 EL Sauerrahm
4 Kiwis
4 EL Honig

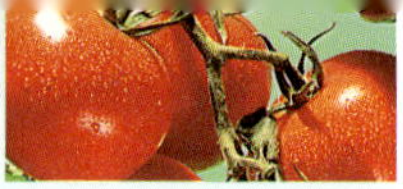

Birnenmüsli

16 EL Haferflocken
3 Birnen
400 ml Magermilch
Zimt

1. Haferflocken in einer Pfanne ohne Fett kurz rösten.
2. Birnen waschen, entkernen und kleinschneiden, unter die Haferflocken mischen und mit Milch begießen. Mit Zimt abschmecken.

Pro Portion ca.: 3 g F, 215 kcal

Wenn andere mitessen:
Statt Magermilch Vollmilch nehmen und Müsli mit 2 EL gehackten Walnüssen bestreuen.

Kräuterbrötchen

1 Bund gemischte Kräuter
150 g Magerquark
3 EL Mineralwasser
Jodsalz, Pfeffer
4 Vollkornbrötchen
1/4 Salatgurke oder
4 Tomaten

1. Kräuter waschen, trockentupfen und fein schneiden.
2. Quark mit Mineralwasser cremig rühren. Kräuter, Salz und Pfeffer unterrühren. Brötchenhälften damit bestreichen.
3. Gurke oder Tomaten waschen, in Scheiben schneiden. Brötchen damit garnieren.

Pro Portion ca.: 0 g F, 150 kcal

Wenn andere mitessen:
Sonnenblumenkerne unter den Quark rühren.

Fast-Food-Frühstück

4 Bananen
500 ml entrahmte Dickmilch
5 EL Haferkleie-Instantflocken
Vanilleessenz oder -mark
Zimt, 1 EL Honig

1. Bananen mit Dickmilch im Mixer pürieren. Instantflocken einrühren, bis sie sich auflösen.
2. Bananenmilch mit Vanille, Zimt und Honig abschmecken.

Pro Portion ca.: 0 g F, 130 kcal

Wenn andere mitessen:
Servieren Sie die Bananenmilch mit etwas Sahne.

Pikanter Toast

8 Scheiben Toastbrot
1/2 Bund Dill
150 g körniger Frischkäse
Zitronensaft
Jodsalz, Pfeffer
1/4 Salatgurke

1. Brot toasten.
2. Dill waschen, trockentupfen, fein schneiden und mit Frischkäse verrühren. Mit Zitronensaft, Salz und Pfeffer abschmecken.
3. Gurke waschen und in Scheiben schneiden. Toast mit Dill-Frischkäse bestreichen und mit Gurkenscheiben belegen.

Pro Portion ca.: 3 g F, 150 kcal

Wenn andere mitessen:
Avocado zerdrücken und statt des Frischkäses verwenden. Mit viel Zitronensaft abschmecken.

Tomatenschnitten

1. Quark mit Salz, Pfeffer und wenig Curry pikant, aber nicht zu scharf abschmecken.
2. Vollkornbrot mit dem Curryquark bestreichen.
3. Tomaten waschen, putzen, in dünne Scheiben schneiden, auf die Brotscheiben legen. Mit Majoranblättchen garnieren.

Pro Portion ca.: 0 g F, 145 kcal

Wenn andere mitessen:
Statt Magerquark streichen Sie Sahnequark aufs Brot.

200 g Magerquark
Jodsalz, Pfeffer, Curry
4 Scheiben Vollkornbrot
2 Tomaten
1 Zweig Majoran

Süßer Toast

1. Toastscheiben toasten und mit Frischkäse bestreichen.
2. Konfitüre auf den Toastscheiben verteilen, mit einigen Pistazienkernen bestreuen.

Pro Portion ca.: 3 g F, 180 kcal

Wenn andere mitessen:
Toastscheiben statt mit Frischkäse mit Butter besteichen.

8 Scheiben Toastbrot
4 EL Frischkäse (Magerstufe)
4 EL Erdbeerkonfitüre
1 TL Pistazienkerne

Möhrenmüsli

1. Möhren waschen, putzen und fein raspeln, mit Orangensaft und Joghurt verrühren.
2. Haferflocken unter die Möhren-Joghurt-Mischung rühren. Das Möhrenmüsli mit Honig abschmecken.

Pro Portion ca.: 5 g F, 315 kcal

Wenn andere mitessen:
2 EL gehackte Walnüsse über das Müsli streuen.

8 große Möhren
4 TL Orangensaft
450 g Joghurt (1,5 % F.)
16 EL kernige Haferflocken
1 EL Honig

Beerenfrühstück

1. Sesam in einer beschichteten Pfanne ohne Fett kurz anrösten, bis er goldgelb ist. Sofort aus der Pfanne nehmen.
2. Beeren mit dem Quark pürieren und mit etwas Zitronensaft abschmecken.
3. Den Beerenquark auf die Brötchenhälften streichen und mit dem gerösteten Sesam bestreuen.

Pro Portion ca.: 5 g F, 190 kcal

Wenn andere mitessen:
Rühren Sie Sesam unter den Quark – oder Mohn (dann den Quark auf Mohnbrötchen streichen).

2 EL Sesam
150 g Beeren
100 g Cremquark (0,2 % F.)
Zitronensaft
4 Sesambrötchen

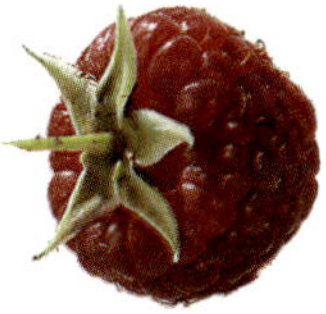
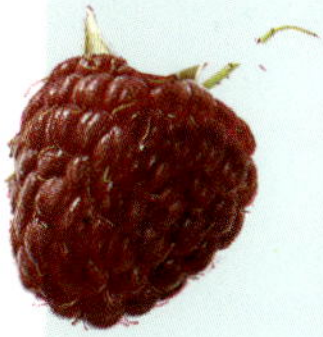

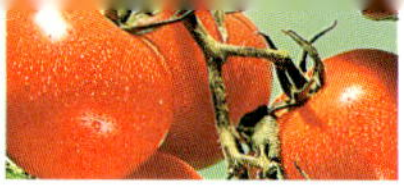

Snacks und Salate

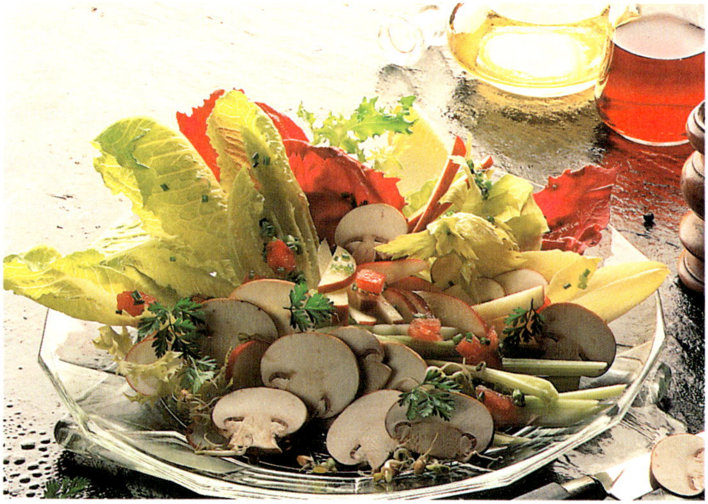

Eine leichte Salatsauce stellen Sie aus Joghurt oder saure Sahne her, oder Sie ersetzen einen Teil des Öls durch Gemüsebrühe.

Champignon-Rohkost

1 Tomate
1 Bund Schnittlauch
1 kleine Zwiebel
1 EL Honig
6 EL Apfelessig
Jodsalz, Pfeffer
2 EL Sonnenblumenöl
6 EL Gemüsebrühe
200 g Blattsalat nach Wahl
150 g Champignons
1 Bund Radieschen, 1 Apfel
2 Stiele Bleichsellerie
100 g Sprossen

1. Tomate putzen, kurz in kochendes Wasser geben, häuten und in kleine Würfel schneiden. Schnittlauch waschen, trockentupfen und hacken. Zwiebel schälen und kleinschneiden.
2. Aus Honig, Essig, Salz und Pfeffer mit Öl und Brühe eine Salatsauce rühren. Gehackten Schnittlauch, Tomatenwürfel und Zwiebel unterrühren.
3. Salat putzen, waschen, trockenschleudern und in mundgerechte Stücke teilen.
4. Champignons mit einem Küchentuch sorgfältig abreiben. Radieschen, Apfel und Sellerie putzen, waschen, Apfel achteln und entkernen. Mit Radieschen und Sellerie kleinschneiden.
5. Salatzutaten mit der Sauce anmachen. Sprossen darüberstreuen.

Pro Portion ca.: 6 g F, 110 kcal

Wenn andere mitessen:
Streuen Sie gebratene Speckwürfel über den Salat.

Möhren-Apfel-Rohkost

① Zitrone waschen, Schale fein abreiben, Zitrone auspressen.
② Möhren schälen, raspeln, mit Zitronensaft beträufeln.
③ Äpfel waschen, entkernen, kleinschneiden, mit Honig, Zitronenschale und Öl zu den Möhren geben.

Pro Portion ca.: 3 g F, 130 kcal

Wenn andere mitessen:
Rohkost mit Nüssen bestreuen.

1 unbehandelte Zitrone
4 Möhren
4 Äpfel
2 EL Honig
2 TL Walnußöl

Käseröllchen

① Radieschen, Gurke und Zwiebel putzen, waschen und in kleine Würfel schneiden.
② Petersilie waschen, trockentupfen und fein hacken, mit Salz und Pfeffer zum Gemüse geben, pikant abschmecken.
③ Gemüsemischung auf die Käsescheiben geben, aufrollen.

Pro Portion ca.: 7 g F, 120 kcal

Wenn andere mitessen:
Statt der Radieschen geben Sie gebratenes Hack in den Käse.

1/2 Bund Radieschen
1 Gewürzgurke
1 kleine Zwiebel
2 Bund Petersilie
Jodsalz, Pfeffer
8 dünne Scheiben Rottaler Käse (18 g F.)

Friséesalat mit Austernpilzen

① Friséesalat putzen, waschen und trockenschleudern.
② Zwiebel und Knoblauch schälen und hacken. Pilze putzen, abreiben und mit Zwiebel und Knoblauch in 2 TL Öl braten, auf dem Salat verteilen.
③ Essig, 1 TL Öl und Brühe verrühren und über den Friséesalat geben, mit Salz und Pfeffer abschmecken.

Pro Portion ca.: 3 g F, 50 kcal

Wenn andere mitessen:
Baguettescheiben in Würfel schneiden, mit durchgedrücktem Knoblauch in Olivenöl braten, über den Salat streuen.

100 g Friséesalat
1 Zwiebel
1 Knoblauchzehe
400 g Austernpilze
3 TL Olivenöl
2 EL Balsamico-Essig
3 EL Gemüsebrühe
Jodsalz, Pfeffer

Wurstsalat

① Wurst und Käse in feine Streifen schneiden. Zwiebel schälen und in feine Ringe schneiden, mit Wurst und Käse vermengen.
② Brühe, Essig und Öl mit Salz, Pfeffer und etwas gehacktem Kerbel verrühren. Über den Salat geben.

Pro Portion ca.: 12 g F, 210 kcal

Wenn andere mitessen:
Anstelle der Geflügelwurst nehmen Sie Fleischwurst.

400 g Geflügelwurst
100 g Edamer (30% Fett i. Tr.)
1 Zwiebel, 2 EL Gemüsebrühe
2 TL Essig
2 TL Sonnenblumenöl
Jodsalz, Pfeffer, Kerbel

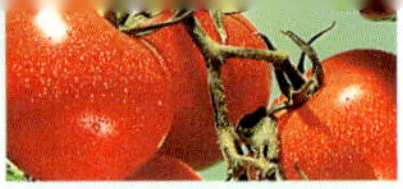

Gefüllte Chicoréeblätter

2 Chicorée
8 Cocktailtomaten oder
2 große Tomaten
1 Kästchen Kresse
200 g Hüttenkäse
Jodsalz, Pfeffer

1. Chicorée putzen, Blätter ablösen, waschen und trockenschleudern.
2. Tomaten waschen, putzen und kleinschneiden, mit der Kresse unter den Hüttenkäse rühren. Mit Salz und Pfeffer abschmecken.
3. Hüttenkäse in die Chicoréeblätter füllen.

Pro Portion ca.: 2 g F, 65 kcal

Wenn andere mitessen:
Geben Sie statt Hüttenkäse Doppelrahmfrischkäse mit Kräutern in den Chicorée.

Gurkensalat

1 Salatgurke
1/2 Bund Dill
100 g saure Sahne
Jodsalz, Pfeffer,
Koriander

1. Salatgurke waschen und in dünne Scheiben schneiden.
2. Dill waschen, mit Küchenpapier trockentupfen, Dillspitzen abzupfen und fein schneiden. Mit saurer Sahne verrühren.
3. Gurkenscheiben unter die saure Sahne geben, mit Salz, Pfeffer und etwas Koriander pikant abschmecken.

Pro Portion ca.: 3 g F, 40 kcal

Wenn andere mitessen:
Die Hälfte der sauren Sahne ersetzen Sie je nach Geschmack durch Crème fraîche oder Sahnejoghurt.

Gefüllte Tomaten

4 Tomaten
1 Bund gemischte Kräuter
2 EL geriebener Parmesan

1. Tomaten waschen, putzen, oberen Teil als Deckel abschneiden und Fruchtfleisch mit einem Teelöffel herauslösen.
2. Die Kräuter waschen, trockentupfen, sehr fein hacken und mit 1 EL Parmesan und dem gehackten Tomatenfruchtfleisch vermengen. Masse zurück in die ausgehöhlten Tomaten füllen und mit Parmesan bestreuen. Deckel wieder auf die Tomaten setzen.
3. Tomaten unter dem Grill bei voller Hitze kurz überbacken, bis der Parmesan zerläuft.

Pro Portion ca.: 1 g F, 30 kcal

Wenn andere mitessen:
Rühren Sie unter die Tomatenfüllung Olivenöl.

Kartoffelsalat

1 kg Kartoffeln
Jodsalz
1 Zwiebel
4 Gewürzgurken
1 Bund Schnittlauch
100 ml Hühnerbrühe
3 EL Weißweinessig
3 EL Sonnenblumenöl
Senf, Pfeffer

1. Kartoffeln in Salzwasser gar kochen, noch heiß schälen und in nicht zu dünne Scheiben schneiden.
2. Zwiebel schälen, mit den Gewürzgurken in kleine Würfel schneiden. Schnittlauch waschen, trockentupfen und hacken.
3. Zwiebel- und Gurkenwürfel mit Schnittlauch, Brühe, Essig und Öl verrühren. Mit Salz, Senf und Pfeffer abschmecken. Sauce unter die Kartoffeln geben.

Pro Portion ca.: 7 g F, 250 kcal

Wenn andere mitessen:
Rühren Sie Crème fraîche unter den Kartoffelsalat.

Sauerkrautsalat

500 g Sauerkraut
1 Zwiebel
2 Äpfel
3 EL Weißweinessig
3 EL Sonnenblumenöl
100 ml Gemüsebrühe

1. Sauerkraut mit einer Gabel locker auseinanderzupfen.
2. Zwiebel schälen, in kleine Würfel schneiden. Äpfel putzen, schälen, entkernen und reiben. Mit den Zwiebelwürfeln und restlichen Zutaten verrühren und locker unter das Sauerkraut mischen.

Pro Portion ca.: 8 g F, 115 kcal

Wenn andere mitessen:
Streuen Sie kleine Würfel von angebratenem Speck über den Sauerkrautsalat.

Tomaten mit Mozzarella

8 Tomaten
200 g Mozzarella
1/2 Bund Basilikum
2 EL Olivenöl
2 EL Balsamico-Essig
Jodsalz, Pfeffer

1. Tomaten waschen, putzen und in Scheiben schneiden.
2. Mozzarella in dünne Scheiben schneiden. Mit Basilikumblättern und den Tomatenscheiben auf vier Tellern anrichten.
3. Mit Öl und Essig beträufeln, mit Salz und Pfeffer würzen.

Pro Portion ca.: 13 g F, 185 kcal

Wenn andere mitessen:
Wer's fetter mag, verwendet mehr Mozzarella oder träufelt sich mehr Olivenöl über die Tomaten.

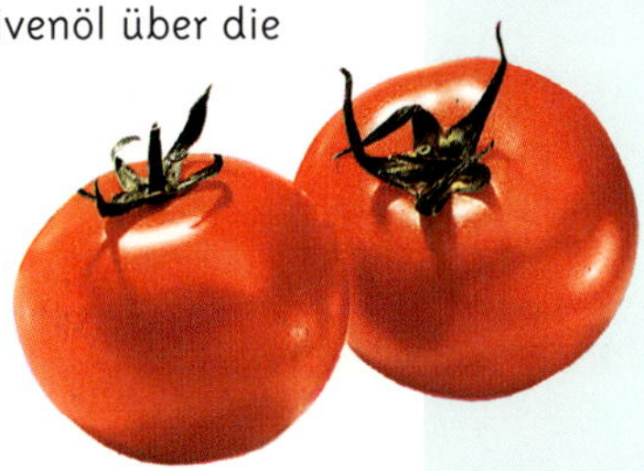

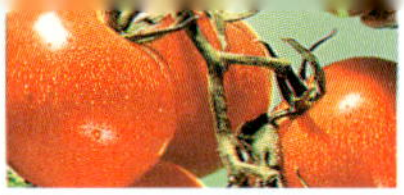

Fleisch

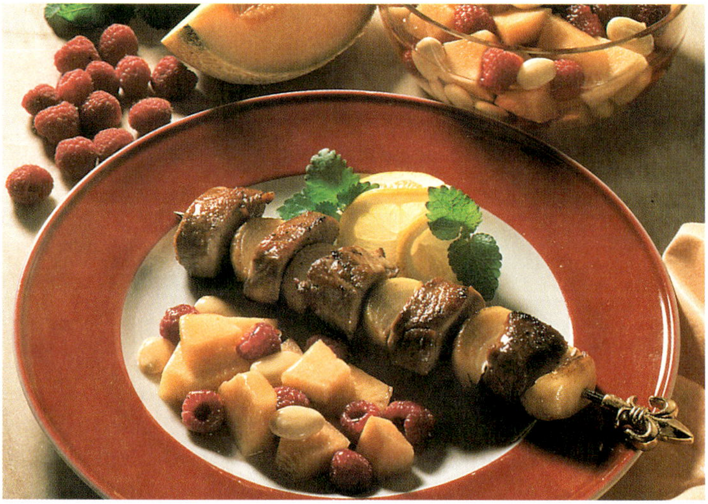

Fleisch können Sie fast ohne Fett zubereiten, indem Sie es grillen oder in einer beschichteten Pfanne braten.

Schweinefiletspieße

200 g Zucker
2 EL Essig-Essenz (25 %)
1 Netzmelone
250 g Himbeeren
2 EL geschälte Mandeln
400 g Schweinefilet
3 Zwiebeln
2 EL Sonnenblumenöl
Jodsalz, Pfeffer
Außerdem:
4 Schaschlikspieße

1. 150 ml Wasser, Zucker und Essig-Essenz aufkochen und 5 Minuten einkochen lassen.
2. Melone vierteln, entkernen und Fruchtfleisch herauslösen.
3. Himbeeren verlesen, abbrausen und putzen. Mit Melonenstücken und Mandeln in eine Schale geben, die Zuckerlösung darübergeben und etwa 2 Stunden ziehen lassen.
4. Fleisch waschen, trockentupfen und in Würfel schneiden. Zwiebeln schälen und in Spalten schneiden. Abwechselnd Fleisch und Zwiebeln auf Spieße stecken, mit Öl bepinseln und in heißem Öl rundherum etwa 8 Minuten in einer beschichteten Pfanne braten. Mit Salz und Pfeffer würzen.
5. Spieße mit den eingelegten Früchten servieren.

Pro Portion ca.: 10 g F, 440 kcal

Wenn andere mitessen:
Stecken Sie Frühstücksspeck mit auf den Spieß.

Hähnchen-Gemüse-Pfanne

500 g Hähnchenbrustfilet
1 Zwiebel
1 Stange Lauch
2 rote Paprikaschoten
200 g Brokkoli
2 EL Sonnenblumenöl
Ingwerpulver
Sojasauce, Jodsalz, Pfeffer

1. Hähnchenbrustfilet waschen, trockentupfen und in Streifen schneiden.
2. Zwiebel schälen, in kleine Würfel schneiden. Gemüse putzen, waschen, Lauch in feine Ringe, Paprika in Streifen und Brokkoli in kleine Röschen schneiden.
3. Öl in einer großen Pfanne erhitzen. Fleisch darin anbraten, Zwiebelwürfel zugeben und glasig dünsten, kleingeschnittenes Gemüse zugeben und einige Minuten garen.
4. Die Hähnchen-Gemüse-Pfanne mit Ingwerpulver, Sojasauce, Salz und Pfeffer abschmecken.

Pro Portion ca.: 6 g F, 210 kcal

Wenn andere mitessen:
Löschen Sie das Gemüse mit Kokosmilch ab.

Hähnchen-Spinat-Rouladen

200 g Spinat
Jodsalz, Pfeffer, Muskat
1 Zwiebel
1 Knoblauchzehe
2 EL Olivenöl
4 Hähnchenbrustfilets (je 150 g)
100 g Kräuterfrischkäse (8 g F.)
Thymian
Außerdem: Holzspießchen

1. Spinat verlesen, waschen, in wenig Wasser bei mittlerer Hitze zusammenfallen lassen. Spinat gut abtropfen lassen, mit Salz, Pfeffer und Muskat abschmecken.
2. Zwiebel und Knoblauch schälen, hacken und in 1 TL Öl glasig dünsten.
3. Filets abwaschen, trockentupfen und flach klopfen. Mit Frischkäse bestreichen. Spinat, Zwiebel und Knoblauch darauf verteilen.
4. Filets aufrollen, mit Holzspießchen feststecken und mit Pfeffer und Salz würzen. Im restlichen, heißen Öl rundherum anbraten und in etwa 10 Minuten fertigbraten. Mit Thymian bestreut servieren. Dazu paßt Reis.

Pro Portion ca.: 7 g F, 235 kcal

Wenn andere mitessen:
Löschen Sie die Rouladen mit Hühnerbrühe ab, und kochen Sie den Fond mit Crème fraîche ein. Die Sauce geben Sie über die Rouladen.

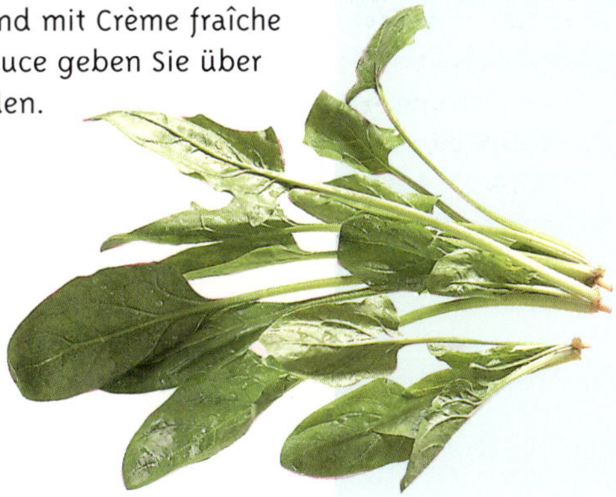

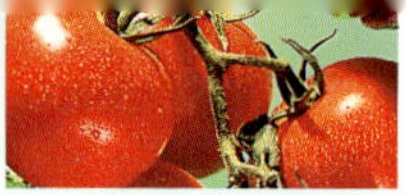

Putengeschnetzeltes

- 100 g Naturreis
- Jodsalz
- 600 g Brokkoli
- 600 g Putenbrust
- 4 TL Sonnenblumenöl
- 2 Zwiebeln
- 1 EL Saucenbinder
- 400 ml Geflügelbrühe
- 8 EL Sahne (10 % Fett)
- Pfeffer, Muskat

1. Naturreis mit 200 ml Salzwasser aufkochen und bei geringer Hitze etwa 30 Minuten quellen lassen.
2. Brokkoli putzen, waschen und in wenig Salzwasser bißfest dünsten.
3. Putenbrust waschen, trockentupfen und in Streifen schneiden. Im heißen Sonnenblumenöl anbraten.
4. Zwiebeln schälen, in Ringe schneiden und zum Fleisch geben. Saucenbinder und Brühe zugeben und etwa 15 Minuten bei geringer Hitze weitergaren.
5. Sahne zum Fleisch geben und mit Salz und Pfeffer abschmecken. Brokkoli mit Salz, Pfeffer und Muskat abschmecken. Fleisch mit Brokkoli und Reis servieren.

Pro Portion ca.: 6 g F, 335 kcal

Wenn andere mitessen:
Bestreuen Sie den Brokkoli kurz vor dem Servieren mit feingehackten Walnüssen und geriebenem Parmesan.

Rinderschmorbraten

- 2 Zwiebeln
- 3 Möhren
- 1/4 Sellerieknolle
- 1/2 Lauchstange
- 750 g Rindfleisch (aus dem Bug)
- 2 EL Öl
- Jodsalz, Pfeffer
- 1 EL Mehl
- 400 ml Fleischbrühe
- 1 Lorbeerblatt
- 3 Gewürznelken
- 5 Pfefferkörner
- 3 EL Tomatenmark

1. Zwiebeln schälen und halbieren. Möhren, Sellerie und Lauch putzen, waschen und in große Stücke schneiden.
2. Rindfleisch waschen, trockentupfen und auf einer Seite mehrmals einschneiden.
3. In einer beschichteten Pfanne das Öl erhitzen. Das Fleisch zuerst auf der eingeschnittenen Seite, dann von allen Seiten kräftig anbraten. Salzen und pfeffern.
4. Geschnittenes Gemüse zugeben, kurz anbraten lassen. Mehl hinzugeben und unter Rühren bräunen. Mit der Fleischbrühe nach und nach ablöschen, Gewürze und Tomatenmark zugeben. Dann 90 Minuten bei geschlossenem Deckel schmoren lassen.
5. Lorbeerblatt und Nelken aus dem Bratenfond nehmen. Braten aufschneiden und mit dem pürierten Fond servieren. Dazu passen Kartoffeln mit Rosenkohl oder Nudeln und ein grüner Salat.

Pro Portion ca.: 15 g F, 350 kcal

Wenn andere mitessen:
Verfeinern Sie den Bratenfond mit Madeira und Sahne.

Rindfleisch im Wirsingmantel

1 Wirsingkohl
Jodsalz
1 Stange Bleichsellerie
5 Tomaten
400 g mageres Rindfleisch (z.B. aus der Lende)
2 Zwiebeln
2 EL Thymian
2 EL Olivenöl
400 ml Gemüsebrühe
Pfeffer
Außerdem:
Holzspießchen

1. Vom Wirsing vier große Blätter ablösen, waschen und kurz in kochendem Salzwasser blanchieren.
2. Bleichsellerie putzen, waschen und in kleine Scheiben schneiden. Tomaten putzen, kurz in kochendes Wasser geben und enthäuten.
3. Fleisch waschen, trockentupfen und in kleine Streifen schneiden. Zwiebeln schälen, in kleine Würfel schneiden, mit Thymian und dem Fleisch im heißen Öl kurz anbraten.
4. Bleichsellerie zugeben, ebenfalls anbraten und mit 3 EL Brühe ablöschen, kurz einkochen lassen. Tomaten in große Stücke schneiden und zugeben. Mit Salz und Pfeffer abschmecken.
5. Fleisch-Gemüsemasse auf die Wirsingblätter verteilen, die Wirsingblätter aufrollen und mit Holzspießchen feststecken. In restlicher Brühe etwa 20 Minuten garen. Restlichen Wirsing garen und als Gemüse dazu reichen.

Pro Portion ca.: 9 g F, 215 kcal

Wenn andere mitessen:
Bestreichen Sie die Wirsingblätter mit Kräuterfrischkäse, bevor Sie die Fleisch-Gemüsefüllung hineingeben.

Kalbsschnitzel

4 Kalbsschnitzel (je 150 g)
1 EL Olivenöl
200 g Tomaten
Jodsalz, Pfeffer
1 EL gemischte Kräuter

1. Kalbsschnitzel mit Öl einpinseln, und das Fleisch in einer heißen Pfanne von jeder Seite 5 Minuten kurz braten.
2. Tomaten waschen, putzen und in Scheiben schneiden. Auf die Schnitzel legen und unter dem Grill oder in der Pfanne nochmals kurz erhitzen.
3. Kalbsschnitzel salzen, pfeffern, mit Kräutern bestreuen. Dazu Reis servieren.

Pro Portion ca.: 5 g F, 190 kcal

Wenn andere mitessen:
Legen Sie über die Tomaten noch eine Scheibe Käse, und überbacken Sie das Kalbsschnitzel im Backofen oder unter dem Grill.

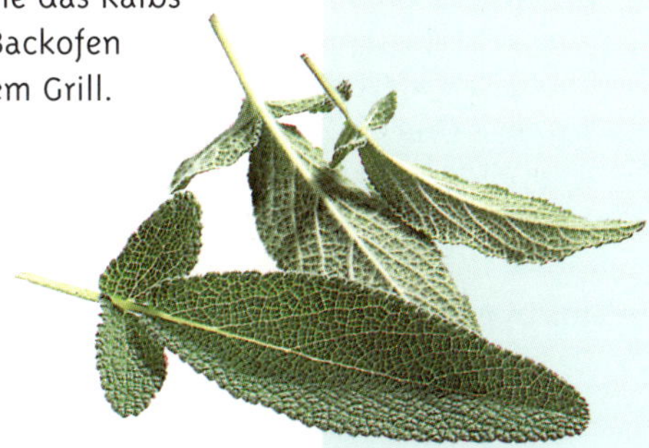

Fisch

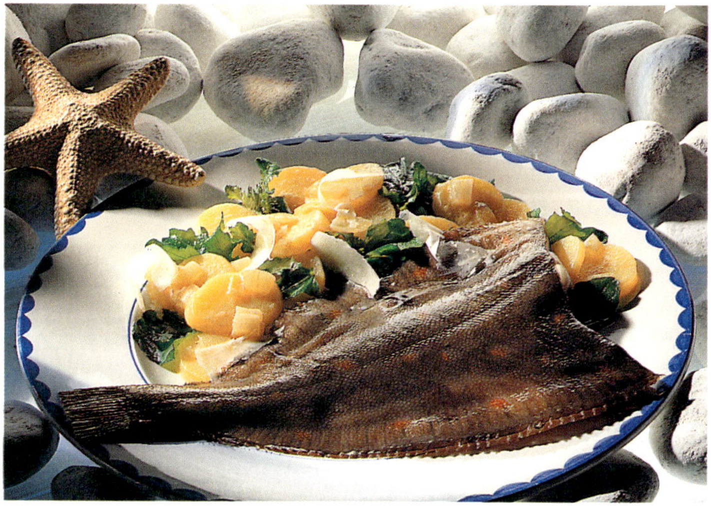

Wenn Sie fast ganz auf Fett verzichten wollen, garen Sie den nur leicht eingefetteten Fisch in Alufolie.

Scholle mit Rauke-Kartoffelsalat

750 g Kartoffeln
Jodsalz
2 Zwiebeln
1 EL Olivenöl
2 EL Zitronensaft
2 EL Weißweinessig
1 TL Senf
Pfeffer
100 g Rauke (Rucola)
20 g Parmesan
4 küchenfertige Schollen (je 350 g)
Außerdem: Öl zum Garen

1. Kartoffeln waschen, putzen und in Salzwasser kochen. Kartoffeln pellen und in dünne Scheiben schneiden.
2. Zwiebeln schälen, fein hacken und in heißem Öl dünsten. Mit Zitronensaft und Essig ablöschen und mit Senf, Salz und Pfeffer verrühren. Über die Kartoffeln geben.
3. Rauke waschen, putzen und trockenschleudern. Blätter von den Stielen zupfen und unter den Kartoffelsalat geben. Kartoffelsalat mit restlichem Öl beträufeln und mit gehobeltem Parmesan bestreuen.
4. Schollen ausspülen, trockentupfen und mit Salz und Pfeffer würzen. Fische einfetten und auf ein Backblech legen. Im Backofen etwa 10 Minuten bei 200 Grad garen. Mit Kartoffelsalat servieren.

Pro Portion ca.: 10 g F, 510 kcal

Wenn andere mitessen:
Zum Rauke-Kartoffelsalat Kräuter-Crème-fraîche geben.

Forellen mit Bleichsellerie

8 Forellenfilets
400 ml Fischbrühe (-fond)
1 Zwiebel
4 Stangen Bleichsellerie
2 Bund Frühlingszwiebeln
1 unbehandelte Zitrone
1 Bund Petersilie
Jodsalz, Pfeffer

1. Filets waschen, in eine feuerfeste, mit etwas Fischbrühe angefeuchtete Form legen.
2. Zwiebel schälen und in sehr dünne Ringe schneiden. Übriges Gemüse putzen, waschen und in dünne Streifen schneiden. In restlicher Brühe aufkochen, zum Fisch geben.
3. Fisch mit Zitronensaft und abgeriebener Zitronenschale, feingehackter Petersilie, Salz und Pfeffer würzen. Im vorgeheizten Backofen bei 180 Grad etwa 10 Minuten garen.

Dazu passen Salzkartoffeln.

Pro Portion ca.: 9 g F, 380 kcal

Wenn andere mitessen:
Braten Sie die gekochten Salzkartoffeln kurz in Butter an.

Rotbarsch mit Knoblauch-Paprikapaste

1 Zwiebel
1 Knoblauchzehe
2 rote Paprikaschoten
1 EL Tomatenmark
2 EL Balsamico-Essig
Jodsalz, Pfeffer
1 EL Olivenöl
2 EL Magerquark
4 Rotbarschfilets (je 200 g)
2 EL Zitronensaft
Außerdem:
Fett für die Form

1. Zwiebel und Knoblauch schälen.
2. Paprika halbieren, putzen und mit der Hautseite nach oben unter dem Grill oder im Backofen garen, bis die Haut Blasen wirft. Die Haut abziehen.
3. Paprika mit Tomatenmark, Essig, Salz und Pfeffer pürieren. Öl und Magerquark unterrühren.
4. Filets kurz abspülen, trockentupfen und mit Salz, Pfeffer und Zitronensaft würzen. Filets in eine gefettete Auflaufform geben und mit der Paprikapaste bestreichen. Im Ofen bei 150 Grad etwa 30 Minuten garen.

Pro Portion ca.: 10 g F, 275 kcal

Wenn andere mitessen:
Bestreuen Sie das Fischgratin mit frisch geriebenem Parmesan.

Kräuterforellen

8 unbehandelte Zitronen
4 Forellen
Jodsalz, Pfeffer
2 Bund Schnittlauch
1 Bund Kerbel
1 Bund Dill
1 Bund Estragon
2 Knoblauchzehen
400 ml Fischbrühe (-fond)

1. Zitronen auspressen. Vier Zitronenschalen fein abreiben.
2. Forellen waschen, trockentupfen, innen und außen mit Zitronensaft beträufeln. Mit Salz und Pfeffer einreiben.
3. Kräuter waschen, trockentupfen und sehr fein hacken. Knoblauch schälen und ebenfalls sehr fein hacken.
4. Forellen mit einer Mischung aus Kräutern, Knoblauch und Zitronenschale füllen.
5. Forellen in die Fettpfanne des Backofens legen, mit der Brühe begießen und bei 200 Grad etwa 30 Minuten garen.

Pro Portion ca.: 5 g F, 225 kcal

Wenn andere mitessen:
Geben Sie Kräuterbutter über die Forellen oder geröstete Pinienkerne in die Füllung.

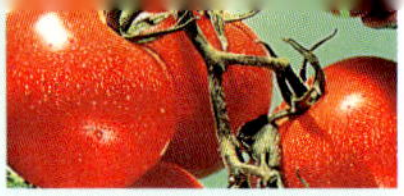

Seezungenfilet

750 g Lauch
1 EL Öl
8 Seezungenfilets
1 unbehandelte Zitrone
Jodsalz
100 g saure Sahne
1 Ei
Pfeffer
1 Bund Kerbel

1. Lauch putzen, sorgfältig waschen, weiße und hellgrüne Teile der Lauchstengel in Ringe schneiden. Im heißen Öl kurz dünsten.
2. Fisch waschen, trockentupfen und mit in Scheiben geschnittener Zitrone in wenig kochendem Salzwasser 4 Minuten dünsten.
3. Saure Sahne und Ei unter ständigem Rühren kurz erhitzen, nicht kochen, mit Salz und Pfeffer abschmecken. Lauch, Seezungenfilets, gewaschenen und gehackten Kerbel zugeben, kurz ziehen lassen. Dazu Reis oder Kartoffeln servieren.

Pro Portion ca.: 12 g F, 395 kcal

Wenn andere mitessen:
Bereiten Sie die Sauce statt mit saurer Sahne mit der gleichen Menge Crème double zu.

Schellfisch mit Fenchel

4 Schellfischstücke (je 200 g)
Saft von 2 Zitronen
2 große Fenchelknollen
3 EL Butter
Jodsalz, Pfeffer
1 Bund Kerbel

1. Schellfisch waschen und trockentupfen. In eine Schüssel geben und mit Zitronensaft begießen. 30 Minuten darin marinieren, immer wieder mit dem Saft übergießen.
2. Fenchel waschen, putzen und in dünne Scheiben schneiden. Butter in einer großen beschichteten Pfanne erhitzen, Fenchelscheiben kurz darin dünsten.
3. Fisch aus dem Zitronensaft nehmen, salzen, pfeffern, zum Fenchel geben und bei geschlossenem Deckel etwa 8 bis 10 Minuten dünsten.
4. Fisch mit dem Fenchelgemüse und feingehacktem Kerbel servieren.

Pro Portion ca.: 7 g F, 310 kcal

Wenn andere mitessen:
Fisch und Gemüse aus der Pfanne nehmen, Sahne, etwas Butter und gehackten Kerbel in der Pfanne kurz aufkochen, bis die Sauce sämig wird. Zum Fisch servieren.

Gemüse

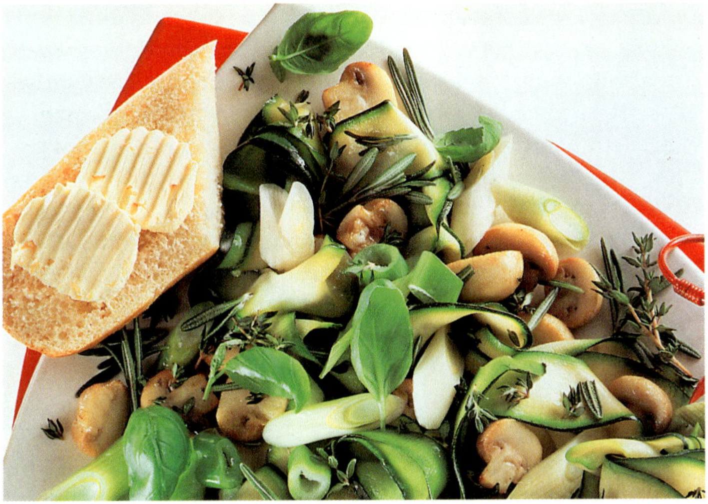

Gemüse garen Sie fettarm und schonend, indem Sie es dämpfen oder in wenig Fett in einer beschichteten Pfanne dünsten.

Zucchini mit Champignons

1 Gemüse putzen und waschen, Zucchini mit einem Sparschäler der Länge nach in Streifen schneiden. Frühlingszwiebeln in kleine Stücke schneiden.

2 Champignons putzen, mit Küchenpapier sorgfältig abreiben und halbieren.

3 Knoblauchzehe schälen, hacken und im heißen Fett kurz dünsten. Gemüse und Champignons zugeben. Etwa 15 Minuten dünsten. Gemüse mit Wein ablöschen, kurz köcheln lassen und mit Salz, Pfeffer und Kräutern abschmecken.

Pro Portion ca.: 9 g F, 145 kcal

Wenn andere mitessen:
Servieren Sie dazu geröstetes Baguette oder Toastbrot mit 3/4-Fett-Margarine.

1 kg Zucchini
200 g Frühlingszwiebeln
250 g Champignons
1 Knoblauchzehe
50 g 3/4-Fett-Margarine (60% F.)
4 EL Weißwein
Jodsalz, Pfeffer,
2 TL Thymian
2 TL Rosmarin
2 Zweige Basilikum

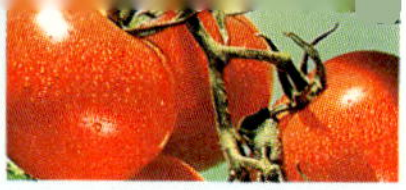

Gefüllte Kohlrabi

4 große Kohlrabi
200 ml Hühnerbrühe
1 kleine Zwiebel
1 TL Olivenöl
50 g Weißbrot ohne Rinde
100 ml Magermilch
100 g gekochter, magerer Schinken, 1 Ei
Saft einer Zitrone
1/2 Bund Petersilie
Jodsalz, Pfeffer
4 EL Kräuterfrischkäse

1. Kohlrabi schälen, halbieren und in der Brühe knapp gar dünsten.
2. Zwiebel schälen, in kleine Würfel schneiden, in heißem Öl dünsten. Brot in Milch einweichen. Schinken in kleine Würfel schneiden.
3. Brot ausdrücken, mit Schinken, Zwiebel und dem Ei vermengen und mit Zitronensaft, gehackter Petersilie, Salz und Pfeffer abschmecken.
4. Kohlrabi aushöhlen, Inneres kleinschneiden und unter die Masse rühren. Masse in die Kohlrabi geben. Mit Frischkäse bestreichen und im Backofen bei 200 Grad etwa 20 Minuten überbacken.

Pro Portion ca.: 11 g F, 210 kcal

Wenn andere mitessen:
Überbacken Sie den Kohlrabi mit einer Mischung aus Blauschimmelkäse und Sahnequark.

Griechischer Gemüseteller

4 große, rote Paprikaschoten
1 kleine Aubergine
2 EL Olivenöl
4 kleine Zwiebeln
1 Knoblauchzehe
300 g Champignons
100 g Feta
1 TL Oregano
Jodsalz
Pfeffer
200 ml fettarmer Kefir
1 Bund Dill
Zitronensaft

1. Paprika halbieren, putzen, waschen und unter dem Grill oder im Backofen erhitzen bis die Haut Blasen wirft. Haut abziehen. Paprika in breite Streifen schneiden.
2. Aubergine waschen, putzen, in Scheiben schneiden und im heißen Öl anbraten, herausnehmen. Zwiebeln und Knoblauch schälen, Zwiebeln achteln, Knoblauch kleinschneiden und in der gleiche Pfanne glasig dünsten.
3. Champignons putzen, mit Küchenpapier abreiben, in Scheiben schneiden.
4. Gemüse und Pilze in eine flache Auflaufform schichten. Feta in Streifen schneiden, in Oregano wälzen und auf das Gemüse geben. Mit Salz und Pfeffer kräftig würzen.
5. Alles im Backofen bei höchster Hitze etwa 5 bis 7 Minuten gratinieren.
6. Aus Kefir, gehacktem Dill und Zitronensaft eine Sauce rühren und zu dem griechischen Gemüse servieren.

Pro Portion ca.: 11 g F, 190 kcal

Wenn andere mitessen:
Nehmen Sie anstelle des fettarmen Kefirs griechischen Joghurt mit 10% Fett.

Kartoffel-Möhrensuppe

1. Kartoffeln schälen und in kleine Würfel schneiden.
2. Kartoffeln im Karottensaft garen und pürieren. Saure Sahne, gewaschene und gehackte Petersilie einrühren und mit Curry, Salz und Pfeffer pikant abschmecken.

Pro Portion ca.: 4 g F, 245 kcal

Wenn andere mitessen:
Servieren Sie die Suppe mit Räucherlachs.

4 große Kartoffeln
1 Liter Karottensaft
150 g saure Sahne
1 Bund Petersilie
Curry
Jodsalz, Pfeffer

Pilzpfannkuchen

1. Milch und Eier verrühren, Mehl und Salz unter den Teig geben, kurz quellen lassen.
2. Champignons putzen, mit Küchenpapier abreiben und in dünne Scheiben schneiden. Zwiebel schälen, hacken und in Öl glasig dünsten, Champignons zugeben und mitdünsten.
3. Spinat verlesen, waschen und in wenig kochendem Wasser zusammenfallen lassen, zu den Pilzen geben und mit Muskat, Salz und Pfeffer würzen.
4. Pfanne einfetten und 8 Pfannkuchen backen, mit Champignons und Spinat füllen und sofort servieren.

Pro Portion ca.: 9 g F, 345 kcal

Wenn andere mitessen:
Streuen Sie etwas geriebenen Parmesan in den Pfannkuchen, bevor Sie die Pilz-Spinatfüllung hineingeben.

1/2 l Magermilch
4 Eier
200 g Mehl
Jodsalz
250 g Champignons
1 kleine Zwiebel
1 TL Öl
200 g Spinat
Muskat, Pfeffer
Außerdem:
Fett für die Pfanne

Gefüllte Champignons

1. Champignons putzen, mit Küchenpapier abreiben. Stiele herausdrehen und hacken.
2. Spinat verlesen und waschen. Knoblauch schälen und durchpressen, mit Spinat, Frischkäse und den Champignonstielen verrühren und in die Champignons füllen.
3. Olivenöl über die Champignons träufeln und im Backofen etwa 20 Minuten bei 180 Grad backen. Gefüllte Champignons mit Paprikapulver bestäuben. Dazu Reis servieren.

Pro Portion ca.: 4 g F, 75 kcal

Wenn andere mitessen:
Geben Sie über die Champignons eine Sauce aus Kräuterfrischkäse, Crème fraîche, Petersilie und Zitronensaft.

12 große Champignons
100 g frischer Spinat
2 Knoblauchzehen
1 Becher Frischkäse mit französischen Kräutern »light«
1 TL Olivenöl
Paprikapulver

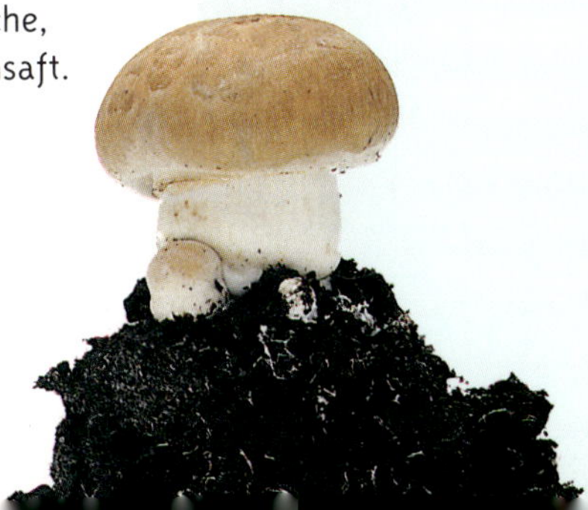

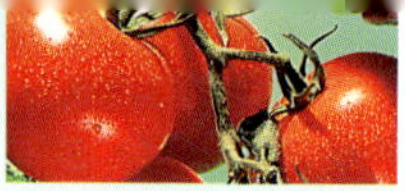

Rosenkohlauflauf mit Kartoffeln

4 große Kartoffeln
Jodsalz
600 g Rosenkohl
Pfeffer, Muskat
3 Eier
4 EL geriebener Parmesan
100 g Magerquark

1. Kartoffeln in wenig Salzwasser garen, schälen und kalt werden lassen.
2. Rosenkohl putzen, waschen und in wenig Salzwassser knapp gar kochen. Abkühlen lassen.
3. Kartoffeln in Scheiben schneiden und mit den halbierten Rosenkohlröschen in eine feuerfeste Form schichten. Mit Salz, Pfeffer und Muskat würzen.
4. Eier mit Parmesan und Quark verrühren, über den Auflauf geben und im Backofen bei 180 Grad etwa 30 Minuten überbacken.

Pro Portion ca.: 8 g F, 325 kcal

Wenn andere mitessen:
Geben Sie auf den Auflauf nach der halben Backzeit fein geschnittene Salamischeiben.

Gebackener Lauch

800 g Lauch
Jodsalz
250 g Weizenvollkornbrot
1/2 l Magermilch
2 Eier
100 g geriebener Parmesan
Pfeffer, Muskat
100 ml Gemüsebrühe
2 EL Paniermehl

1. Lauch putzen, waschen und in dicke Scheiben schneiden. In Salzwasser bißfest garen und abtropfen lassen.
2. Rinde vom Brot abschneiden. Brot kleinschneiden und in heißer Milch einweichen. Abkühlen lassen, mit Eiern und Parmesan zu einem Teig verkneten. Mit Salz, Pfeffer und Muskat kräftig würzen.
3. Teig mit dem Lauch mischen und in eine gefettete, feuerfeste Form geben. Brühe zugießen und mit Paniermehl bestreuen.

Im Backofen bei 200 Grad etwa 35 Minuten backen.

Pro Portion ca.: 11 g F, 365 kcal

Wenn andere mitessen:
Servieren Sie zum gebackenen Lauch eine Käsesauce.

Brokkoli mit Krabben

800 g Brokkoli
Jodsalz
300 g gegarte Krabben
100 ml Sahne
1 Knoblauchzehe
Saft von 1 Zitrone
Muskat, Pfeffer

1. Brokkoli putzen, waschen, in Röschen teilen und in Salzwasser bißfest garen.
2. Krabben waschen, trockentupfen, in der Sahne kurz erhitzen, nicht kochen. Mit durchgedrücktem Knoblauch, Zitronensaft, Salz, Muskat und Pfeffer würzen.
3. Sahnekrabben zu den abgetropften Brokkoliröschen servieren. Dazu paßt Reis.

Pro Portion ca.: 9 g F, 195 kcal

Wenn andere mitessen:
Geben Sie zu den Krabben noch in dünne Streifen geschnittenen Räucherlachs.

Gemüseterrine

600 g Möhren
500 g Brokkoli
500 g Blumenkohl
Jodsalz
12 Blatt weiße Gelatine
Pfeffer, Zucker
2 TL Essig-Essenz (25%)
1 Zwiebel
1 EL Olivenöl
500 g Tomatenpüree
Curry
2 EL Sahne

1. Gemüse putzen und waschen. Möhren in Scheiben, Brokkoli und Blumenkohl in Röschen schneiden, jeweils für sich in Salzwasser knapp gar kochen und abtropfen lassen.
2. Gelatine nach Packungsaufschrift in kaltem Wasser einweichen. Möhren pürieren, mit Salz, Peffer, Zucker und einigen Tropfen Essig-Essenz abschmecken. 4 Blatt ausgedrückte Gelatine unter das warme Möhrenpüree geben, auflösen lassen und in eine kalt ausgespülte Form geben. Im Kühlschrank fest werden lassen.
3. Ebenso Blumenkohl pürieren, würzen, kurz erhitzen, 4 Blatt Gelatine darin auflösen, in die Form gießen und im Kühlschrank fest werden lassen. Danach in gleicher Weise mit den Brokkoli verfahren, als dritte Schicht in die Terrine geben und im Kühlschrank fest werden lassen.
4. Zwiebel schälen, fein hacken und in heißem Öl dünsten. Tomatenpüree zugeben, mit restlicher Essig-Essenz, Salz, Zucker, Pfeffer, Curry und Sahne abschmecken. Zur Terrine reichen.

Pro Portion ca.: 7 g F, 165 kcal

Wenn andere mitessen:
Rühren Sie Crème fraîche unter die Tomatensauce.

Gefüllte Paprika

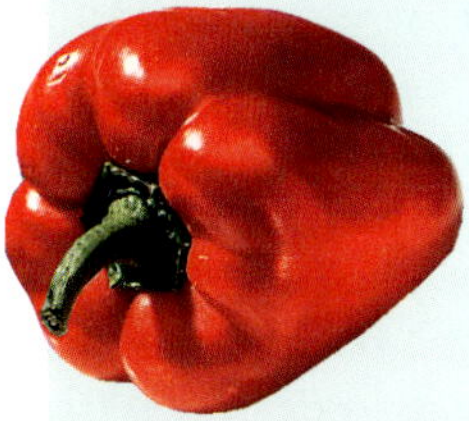

200 g Naturreis
400 ml Gemüsebrühe
4 große, rote Paprikaschoten
2 Fleischtomaten
10 grüne Oliven
1/2 Bund Thymian
Jodsalz, Pfeffer
6 EL Tomatenmark
4 EL geriebener Parmesan
2 Eier, 4 EL Magerquark

1. Reis mit der Gemüsebrühe aufkochen und bei geringer Hitze etwa 30 Minuten quellen lassen.
2. Paprikaschoten halbieren, putzen und waschen. Tomaten putzen, kurz in kochendes Wasser geben, enthäuten und kleinschneiden. Mit den Oliven und den gewaschenen und gehackten Thymianblättchen zum Reis geben. Mit Salz und Pfeffer abschmecken.
3. Paprikaschoten mit dem gekochten Reis füllen, Tomatenmark, geriebenen Parmesan, Eier und Magerquark verrühren, auf die gefüllten Paprikaschoten streichen und im Backofen etwa 30 Minuten bei 180 Grad gratinieren.

Pro Portion ca.: 9 g F, 340 kcal

Wenn andere mitessen:
Geben Sie in Öl eingelegten, kleingeschnittenen Thunfisch in die Paprikafüllung.

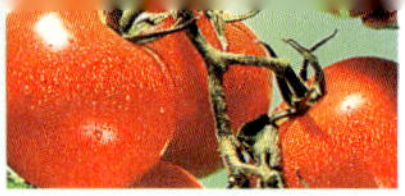

Reis, Nudeln, Kartoffeln

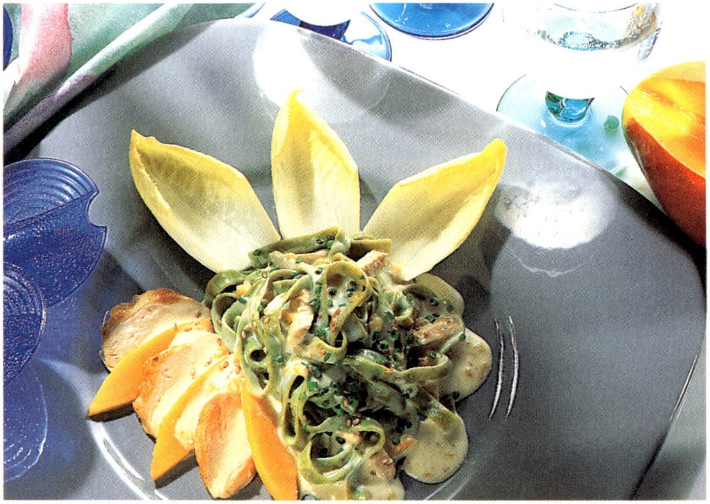

Saucen aus Tomatenpüree oder Joghurt kommen fast ohne Fett aus und passen gut zu vielen Nudelgerichten.

Pasta mit Huhn und Mango

1 Mango
100 ml Joghurt Salat-Creme
Saft von 1 Zitrone
Jodsalz, Pfeffer
1/2 Bund Schnittlauch
1 EL Sesam
200 g grüne Bandnudeln
2 Hühnerbrustfilets (je 150 g)
2 EL Öl
2 Chicorée

1. Mango schälen, Fruchtfleisch vom Stein trennen und in Scheiben schneiden. Große Scheiben in Streifen schneiden, kleine mit Salat-Creme und Zitronensaft pürieren. Sauce erhitzen, aber nicht kochen lassen. Mit Salz und Pfeffer würzen, gewaschenen, gehackten Schnittlauch und Sesam untermischen.
2. Grüne Bandnudeln in Salzwasser nach Packungsaufschrift bißfest garen.
3. In einer beschichteten Pfanne die Hühnerbrust im heißen Öl braten, 1/3 in Scheiben schneiden und mit den Mangoscheiben anrichten, übriges Fleisch kleinschneiden, mit den abgetropften Nudeln und der Joghurtsauce auf geputzten und abgespülten Chicoréeblättern anrichten.

Pro Portion ca.: 11 g F, 435 kcal

Wenn andere mitessen:
Rühren Sie unter die Salatsauce noch Sesamöl.

Nudeln mit Thunfisch-Kapern-Sauce

1. Nudeln nach Packungsaufschrift in reichlich Salzwasser bißfest garen.
2. Zwiebel und Knoblauch schälen, hacken und im heißen Öl glasig dünsten.
3. Thunfisch mit einer Gabel zerpflücken. Petersilie waschen, trockentupfen, Blätter hacken und mit Kapern, Thunfisch, Senf und ausgepreßtem Zitronensaft im Mixer pürieren. Mit den gut abgetropften Nudeln zu den Zwiebeln geben.
4. In der Pfanne alles nochmals kurz erhitzen, sofort servieren.

Pro Portion ca.: 8 g F, 460 kcal

Wenn andere mitessen: Streuen Sie über die Nudeln geriebenen Parmesan und servieren Sie dazu Baguettescheiben, die Sie mit Sardellenpaste bestreichen.

400 g Nudeln
Jodsalz
1 Zwiebel
2 Knoblauchzehen
2 EL Öl
2 Dosen Thunfisch naturell (ohne Öl)
1/2 Bund Petersilie
100 g Kapern
1 TL Senf
1 Zitrone

Gefüllte Kartoffeln

1. Kartoffeln waschen und abbürsten, als Pellkartoffeln in Salzwasser garen.
2. Schinken und Gurken in Würfel schneiden. Schnittlauch waschen, trockentupfen und in Röllchen schneiden. Mit Gurken- und Schinkenwürfeln in die saure Sahne rühren.
3. Kartoffeln einschneiden, auseinanderdrücken, mit der Masse füllen, sofort servieren. Dazu paßt ein grüner Salat.

Pro Portion ca.: 7 g F, 370 kcal

Wenn andere mitessen: Rühren Sie zerdrückten Gorgonzola unter die saure Sahne.

8 Kartoffeln
Jodsalz
100 g magerer, gekochter Schinken
4 Essiggurken
1/2 Bund Schittlauch
8 EL saure Sahne

Risotto mit Fenchel

1. Zwiebel schälen, in kleine Würfel schneiden und im heißen Öl dünsten.
2. Fenchel putzen, waschen und in kleine Stücke schneiden.
3. Fenchel und Reis zur Zwiebel geben und 3 Minuten mitdünsten. 100 ml Brühe zugeben und einkochen lassen.
4. Restliche Brühe aufkochen, Reis immer wieder mit etwas Brühe begießen, sobald die Flüssigkeit verkocht ist.
5. Geriebenen Parmesan einrühren und mit Salz, Pfeffer und gehacktem Dill würzen.

Pro Portion ca.: 9 g F, 370 kcal

Wenn andere mitessen: Rühren Sie etwas Butter unter das noch heiße Risotto.

1 Zwiebel
2 EL Olivenöl
1 Fenchelknolle
300 g Risotto-Reis (z. B. Vialone)
800 ml Kalbsbrühe
50 g Parmesan
Jodsalz, Pfeffer
1/2 Bund Dill

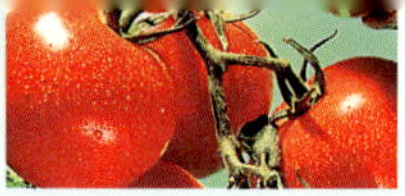

Reissalat Venus

250 g Spitzen-Langkornreis
2 Tomaten
200 g Brokkoli
Jodsalz
1 kleine Dose Venusmuscheln
1 kleiner Radicchio
3 Knoblauchzehen
1 Becher saure Sahne
2 EL gehackte Kräuter
Pfeffer

1. Reis nach Packungsaufschrift zubereiten. Tomaten waschen, putzen und in kleine Würfel schneiden. Brokkoli putzen, waschen, in Röschen teilen und in Salzwasser kurz aufkochen. Venusmuscheln gut abtropfen lassen. Radicchio putzen, waschen und in feine Streifen schneiden
2. Knoblauch schälen, durchdrücken und mit saurer Sahne und Kräutern verrühren, mit Salz und Pfeffer abschmecken.
3. Zutaten mit dem abgetropften Reis mischen und mit dem Dressing servieren.

Pro Portion ca.: 5 g F, 175 kcal

Wenn andere mitessen: Servieren Sie den Reissalat mit geräuchertem Lachs.

Safranhirse

1 Zwiebel
1 Stange Lauch
1 EL Olivenöl
200 g Hirse
400 ml Gemüsebrühe
1/4 TL Safran
Saft von 1 Orange
150 g vorgekochte TK-Shrimps
1 EL Sesamöl
1 kleine Ananas
Jodsalz, Pfeffer
Ingwerpulver

1. Zwiebel schälen, in Würfel schneiden. Lauch waschen, putzen und das untere weiße Stück in Ringe schneiden. Lauchringe und Zwiebelwürfel im heißen Öl glasig dünsten.
2. Hirse zugeben, andünsten und mit Brühe ablöschen. Safran und Orangensaft zugeben. Bei geschlossenem Deckel etwa 20 Minuten quellen lassen.
3. Shrimps in Sesamöl anbraten. Ananas vierteln, Strunk herausschneiden, Fruchtfleisch von der Schale lösen, kleinschneiden und mitbraten.
4. Hirse zugeben. Mit Salz, Pfeffer und Ingwerpulver abschmecken.

Pro Portion ca.: 8 g F, 285 kcal

Wenn andere mitessen: Geben Sie geröstete Pinienkerne über die Safranhirse.

Aprikosenknödel

800 g gekochte Kartoffeln
150 g Mehl
2 Eier
Jodsalz
8 Stücke Würfelzucker
8 entsteinte Aprikosen
1 EL Zucker
1 EL Zimt

1. Kartoffeln durch eine Presse drücken, mit Mehl, Eiern und Salz verkneten.
2. Teig zu 8 Nestern formen, in die Mitte jeweils eine mit Würfelzucker gefüllte Aprikose geben. Teig fest um die Aprikose drücken und die Klöße 20 Minuten in Salzwasser ziehen lassen. Klöße mit Zucker und Zimt bestreuen

Pro Portion ca.: 4 g F, 410 kcal

Wenn andere mitessen: Bräunen Sie Semmelbrösel in heißer Butter, und geben Sie sie direkt vor dem Servieren über die Aprikosenknödel.

Gemüse-Kartoffel-Pizza

1 kg mehlig kochende Kartoffeln, Jodsalz
100 g Vollkornmehl
1 EL Olivenöl, 1 Ei
300 g Brokkoli
6 große Tomaten
2 Zwiebeln
2 Dosen Thunfisch naturell (ohne Öl)
Pfeffer, Thymian, Majoran
100 g geriebener Parmesan
Außerdem: Fett für das Blech

❶ Kartoffeln putzen, in Salzwasser garen, pellen, noch heiß durch eine Kartoffelpresse drücken und abkühlen lassen.
❷ Kartoffeln mit Mehl, Öl, Ei und etwas Salz verkneten und auf einem eingefetteten Backblech zu einem Rechteck von etwa 30 x 35 cm verteilen. Ränder leicht hochdrücken. Pizza im Backofen bei 230 Grad etwa 20 Minuten backen.
❸ Brokkoli putzen, waschen, in Röschen teilen und in wenig Salzwasser dünsten. Tomaten putzen, kurz in kochendes Wasser geben, enthäuten und in Scheiben schneiden. Zwiebeln schälen und in kleine Würfel schneiden.
❹ Thunfisch abtropfen lassen und mit einer Gabel zerpflücken, auf die Pizza geben. Darauf Brokkoli, Tomaten und Zwiebeln verteilen. Mit Salz, Pfeffer, Thymian und Majoran würzen und mit Parmesan bestreuen. Bei 180 Grad weitere 15 Minuten backen.

Pro Portion ca.: 12 g F, 505 kcal

Wenn andere mitessen:
Geben Sie entsteinte und halbierte schwarze Oliven auf die Pizza.

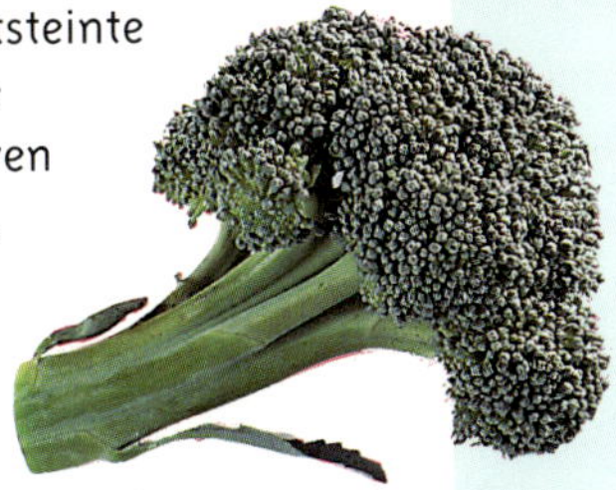

Reispfanne

200 g Patnareis
Jodsalz, 2 Zwiebeln
1 rote Paprikaschote
100 g Erbsen (Dose)
2 EL 3/4-Fett-Margarine (60 % Fett)
500 g Putenbrust
150 g gekochtes Krabbenfleisch, 50 g magerer, gekochter Schinken
1/2 TL Sambal Oelek
4 EL Sojasauce
4 TL gehackte Erdnüsse
1 EL Kokosflocken

❶ Reis mit 400 ml Salzwasser aufkochen und bei geringer Hitze ca. 30 Minuten quellen lassen.
❷ Zwiebeln schälen, Paprika waschen und putzen. Beides in kleine Würfel schneiden und mit den Erbsen in 1 Eßlöffel Margarine andünsten.
❸ Putenfleisch waschen, trockentupfen, in Würfel schneiden und in 1 Eßlöffel Margarine unter Rühren etwa 7 Minuten braten. Gemüse, Reis, Krabben und gewürfelten Schinken kurz mitbraten und mit Sambal Oelek und Sojasauce abschmecken.
❹ Erdnüsse und Kokosflocken in einer Pfanne ohne Fett goldbraun rösten und über die Reispfanne geben.

Pro Portion ca.: 14 g F, 510 kcal

Wenn andere mitessen:
Geben Sie zum Patnareis anstelle des mageren Schinkens Frühstücksspeck.

Desserts

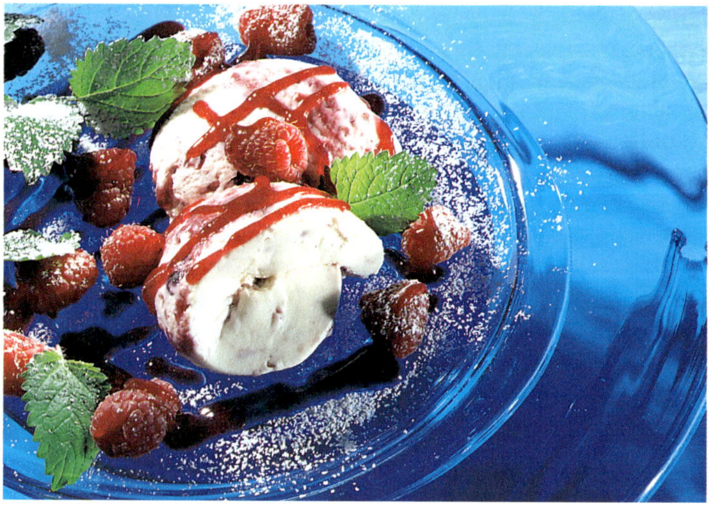

Entfetten Sie üppige Creme-Desserts mit Magerquark, entrahmter Dickmilch, saurer Sahne oder fettarmem Kefir.

Frischkäsecreme

3 Blatt Gelatine
1 Ei
1 TL Zitronensaft
20 g gehackte, weiße Schokolade
100 g Konfitüre
200 g Frischkäse mit Buttermilch
Minzeblätter
50 g Himbeeren
Puderzucker

1. Gelatine nach Packungsaufschrift in kaltem Wasser quellen lassen.
2. Ei mit 100 ml Wasser und Zitronensaft im Wasserbad schaumig schlagen. Schokolade zugeben und rühren, bis sie sich auflöst.
3. 50 g Konfitüre erhitzen, mit der aufgelösten Gelatine und dem Frischkäse unter die Schokoladenmasse rühren. Im Kühlschrank in 4 Stunden fest werden lassen.
4. Frischkäsecreme in Nocken abstechen, auf Teller geben und mit restlicher, flüssiger Konfitüre, Minzeblättern, geputzten und gewaschenen Himbeeren garnieren. Mit Puderzucker überstäuben.

Pro Portion ca.: 8 g F, 230 kcal

Wenn andere mitessen:
Servieren Sie die Creme mit einer heißen, dunklen Schokoladensauce.

Melonenquark

1 kleine Honigmelone
500 g Magerquark
6 EL Honig
300 g Johannisbeeren

❶ Honigmelone halbieren, entkernen, Fruchtfleisch auslösen, mit dem Magerquark und dem Honig pürieren
❷ Johannisbeeren waschen, abtropfen lassen, Beeren von den Stengeln zupfen und unter den Quark rühren. Quark in die Honigmelonenhälften geben.

Pro Portion ca.: 0 g F, 270 kcal

Wenn andere mitessen:
Rühren Sie Krokant unter die Quarkmasse.

Joghurt-Kaltschale

300 g Beeren
500 ml Magermilch-Joghurt
150 g Zucker
1 unbehandelte Zitrone
1 Päckchen gemahlene, weiße Gelatine

❶ Tiefgekühlte Beeren auftauen oder frische Beeren verlesen und abbrausen. Beeren abtropfen lassen und putzen.
❷ Joghurt mit Zucker verrühren. Zitrone waschen, Schale abreiben, Frucht auspressen. Saft und Schale mit den Früchten zum Joghurt geben.
❸ Gelatine nach Packungsaufschrift einweichen, in wenig heißem Wasser auflösen und unter den Joghurt rühren.
❹ In vier kalt ausgespülte kleine Formen füllen. In etwa 6 Stunden im Kühlschrank fest werden lassen.

Pro Portion ca.: 0 g F, 240 kcal

Wenn andere mitessen:
Servieren Sie die Joghurt-Kaltschale mit einer heißen Vanillesauce.

Apfelschnee

3 süße Äpfel
Nelkenpulver
Zitronensaft
3 Eiweiß
2 EL Puderzucker

❶ Äpfel vierteln, entkernen und schälen, in wenig Wasser dünsten.
❷ Äpfel pürieren, mit etwas Nelkenpulver und Zitronensaft abschmecken.
❸ Eiweiß steif schlagen. Mit Puderzucker süßen. Apfelpüree vorsichtig unter das Eiweiß heben. Apfelschnee auf vier feuerfeste Förmchen verteilen und im Backofen bei 200 Grad kurz gratinieren.

Pro Portion ca.: 0 g F, 65 kcal

Wenn andere mitessen:
Rühren Sie fein gehackte Haselnüsse unter den Apfelschnee, bevor Sie die Förmchen in den Ofen geben.

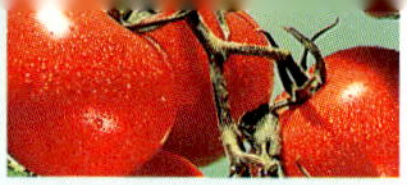

Bratäpfel

4 Äpfel
2 EL Rosinen
2 EL Aprikosenkonfitüre
1 EL Magermilch
2 EL gehackte Haselnüsse
2 EL Zucker, 1/2 TL Zimt
1/4 TL Nelkenpulver
Zitronensaft
Außerdem: Apfelsaft

1. Äpfel waschen, mit einem Apfelausstecher Kerngehäuse ausstechen, darauf achten, daß die Äpfel nicht durchstochen werden.
2. Restliche Zutaten vermischen und in die Äpfel füllen Äpfel in eine feuerfeste Form setzen, Form zur Hälfte mit Apfelsaft füllen und Äpfel im Backofen bei 180 Grad etwa 30 Minuten garen.

Pro Portion ca.: 2 g F, 165 kcal

Wenn andere mitessen:
Füllen Sie die Äpfel statt mit Konfitüre und Milch mit gehackten Mandeln und Sahne.

Schoko-Birnen

8 Birnen
5 EL Honig
Zimt
2 Gewürznelken
1 EL Zitronensaft
1 TL Stärkemehl
200 ml Birnensaft
40 g geriebene Schokolade

1. Birnen vierteln, entkernen und schälen. Birnenstücke nochmals halbieren und in etwas Wasser mit Honig, etwas Zimt, Gewürznelken und Zitronensaft weich kochen.
2. Stärkemehl mit etwas Birnensaft anrühren, restlichen Saft mit geriebener Schokolade aufkochen. Angerührte Stärke zugeben, kurz aufkochen und die Creme abkühlen. Zu den Birnen servieren.

Pro Portion ca.: 4 g F, 245 kcal

Wenn andere mitessen:
Servieren Sie die Birnen in einem Schokoladenschälchen (gibt es in gut sortierten Supermärkten).

Beeren-Crêpes

100 g gemischte Beeren
1 TL Zitronensaft
50 g Puderzucker
2 Eier
7 EL Mehl
125 ml Magermilch
200 g Waldfruchtkonfitüre
Außerdem: Fett für die Pfanne

1. Tiefgekühlte Beeren auftauen oder frische Beeren verlesen und abbrausen. Beeren abtropfen lassen und putzen, mit Zitronensaft und Puderzucker abschmecken.
2. Eier mit Mehl verrühren, Milch zugeben. Masse 15 Minuten quellen lassen.
3. Konfitüre mit 50 ml Wasser verrühren und erhitzen, bis die Konfitüre flüssig wird.
4. Heiße Pfanne mit Öl einpinseln und Crêpes darin dünn ausbacken.
5. Geschmolzene Konfitüre auf die Crêpes streichen. Beeren zugeben und die Crêpes aufrollen. Mit etwas Puderzucker bestäuben.

Pro Portion ca.: 4 g F, 305 kcal

Wenn andere mitessen:
Die Konfitüre können Sie auch mit 50 ml Wasser und 3 Eßlöffel Nougatmasse erhitzen.

Erdbeer-Orangen-Sorbet

4 EL Orangensaft
70 g Zucker
200 g Magermilch-Joghurt
200 g Erdbeeren
1 Orange
2 EL Erdbeersirup

1. Orangensaft mit Zucker aufkochen und abkühlen lassen. Dann mit dem Joghurt verrühren.
2. Erdbeeren waschen, putzen und abtropfen lassen. Orange wie einen Apfel schälen, bis die Schale mit der weißen Haut vollständig entfernt ist. Fruchtsegmente herausschneiden.
3. Erdbeeren und Orangenstückchen mit dem Erdbeersirup pürieren. Joghurt hineinrühren. In einer flachen Schüssel etwa 5 Stunden im Tiefkühlfach gefrieren. Dabei mehrmals gut durchrühren.

Pro Portion ca.: 0 g F, 120 kcal

Wenn andere mitessen:
Servieren Sie das Sorbet mit geschlagener Sahne, in die Sie etwas Grand Marnier untergerührt haben.

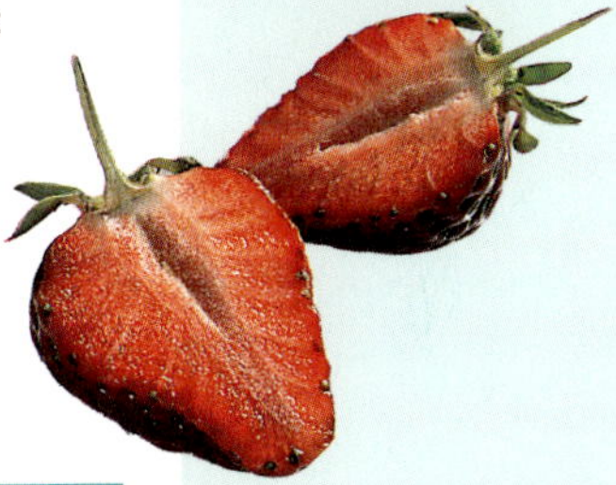

Orangenschaumcreme

2 Eier
100 g Zucker
400 ml Orangensaft
1 EL Stärkemehl

1. Eier trennen. Eiweiß zu steifem Schnee schlagen.
2. Eigelb mit Zucker und Orangensaft schaumig rühren und das mit etwas Wasser angerührte Stärkemehl zugeben. Unter Rühren einmal aufkochen lassen.
3. Eiweiß unter die noch heiße Masse heben. Creme weiter kräftig rühren, bis sie sich abkühlt.

Pro Portion ca.: 4 g F, 125 kcal

Wenn andere mitessen:
Servieren Sie die Orangencreme mit Borkenschokolade oder Kokosraspeln.

Rote Grütze

500 g Beeren
100 g Zucker
Kirschsaft
Zimt
1 Vanilleschote
2 Päckchen Citro-back
200 ml Gelin (flüssiges Geliermittel)

1. Tiefgekühlte Beeren auftauen oder frische Beeren verlesen, abbrausen und putzen.
2. Beeren mit dem Zucker durchziehen und abtropfen lassen. Abgetropften Saft mit Kirschsaft auf 100 ml auffüllen.
3. Beeren mit etwas Zimt, dem Mark einer aufgeschlitzten Vanilleschote und Citro-back abschmecken. Gelin unterrühren, und Grütze im Kühlschrank fest werden lassen.

Pro Portion ca.: 0 g F, 160 kcal

Wenn andere mitessen:
Servieren Sie die Grütze mit Vanillesauce oder Sahne.

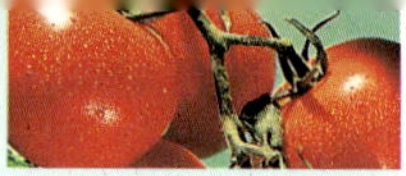

Backen

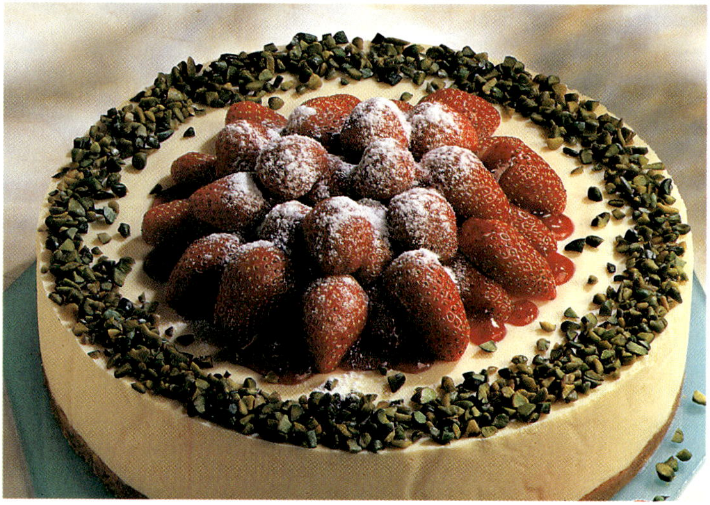

Mit einer 3/4-Fett-Margarine kommen Sie beim Backen mit 25 Prozent weniger Fett aus.

Früchte-Quarktorte

Rezept für eine Springform mit 22 cm Ø:
3 sehr frische Eier
150 g Zwieback
150 g 3/4-Fett-Margarine (60 % F.)
150 g Zucker
750 g Magerquark
3 EL Zitronensaft
1 Päckchen Citro-back
9 Blatt weiße Gelatine
Außerdem:
Backpapier, Pistazien, Früchte der Saison, Dekorschnee zum Garnieren

❶ Eier trennen. 1 Eiweiß mit zermahlenem Zwieback, der Hälfte der Margarine und 50 g Zucker zu einem krümeligen Teig verkneten. Springformboden mit Backpapier auskleiden und Teig darin gleichmäßig festdrücken.
❷ Restliche Margarine und restlichen Zucker schaumig rühren, 3 Eigelb und Quark unterrühren. Mit Zitronensaft und Citro-back abschmecken.
❸ Gelatine nach Packungsaufschrift in kaltem Wasser quellen lassen, kurz in heißem Wasser auflösen und unter die Creme rühren. Creme auf dem Teigboden glattrühren und in der Tiefkühltruhe oder im Kühlschrank fest werden lassen.
❹ Torte aus der Form lösen, Papier abziehen und Rand mit Pistazien bestreuen. In die Mitte frische, geputzte Früchte legen und mit Dekorschnee bestäuben.
Ergibt 12 Stücke
Pro Stück ca.: 15 g F, 305 kcal

Wenn andere mitessen:
Verzieren Sie die Torte mit Borkenschokolade.

Rüblitorte

Rezept für eine Springform mit 26 cm Ø:
4 Möhren
4 Eier
250 g Zucker
Nelkenpulver
Zimt
1 unbehandelte Zitrone
150 g gemahlene Mandeln
100 g Vollkornmehl
1 TL Backpulver
Außerdem: Puderzucker

1. Möhren schälen und fein raspeln.
2. Eier trennen. Eigelb mit Zucker und 3 EL warmem Wasser cremig rühren. Nelkenpulver, Zimt, abgeriebene Zitronenschale und Zitronensaft, Mandeln, Mehl und Backpulver zugeben.
3. Eiweiß zu steifem Schnee schlagen. Teigmasse locker unterheben.
4. Teig in eine gefettete Springform geben und bei 180 Grad im Backofen etwa 45 Minuten backen.
5. Rüblitorte aus der Form lösen und mit Puderzucker bestreuen.

Ergibt 12 Stücke
Pro Stück ca.: 9 g F, 230 kcal

Wenn andere mitessen:
Servieren Sie die Torte am besten noch warm mit einer großen Kugel Vanille- oder Schokaladeneis.

Käsekuchen

Rezept für eine Springform mit 26 cm Ø:
250 g Vollkornmehl
150 g 3/4-Fett-Margarine (60 % F.)
1 Eigelb
200 g Zucker
1 unbehandelte Orange
4 Mandarinen
3 Eier
350 g Magerquark
1 Päckchen Vanillezucker
20 g Speisestärke
Außerdem: Fett, Puderzucker

1. Mehl, Margarine, Eigelb, 50 g Zucker und die fein abgeriebene Orangenschale mit 5 EL Wasser verkneten. Zu einer Kugel formen und 1 Stunde im Kühlschrank kaltstellen.
2. Orange schälen, Fruchtsegmente herausschneiden und kleinschneiden. Ebenso das Fruchtfleisch der Mandarinen in kleine Würfel schneiden.
3. Eier trennen. Eigelb mit Quark, übrigem Zucker, Vanillezucker und Speisestärke verrühren.
4. Eiweiß zu steifem Schnee schlagen, mit den Fruchtstückchen unter die Quarkmasse heben.
5. Gut die Hälfte des Teiges ausrollen, gefettete Springform damit auskleiden und Quarkmasse einfüllen. Restlichen Teig als Deckel ausrollen und auf die Quarkmasse legen. Im vorgeheizten Backofen bei 200 Grad etwa 40 Minuten backen. Mit Puderzucker bestäuben.

Ergibt 12 Stücke
Pro Stück ca.: 10 g F, 295 kcal

Wenn andere mitessen:
Geben Sie anstelle des Puderzuckers auf den mit gesüßter Milch angefeuchteten Kuchen gehobelte Walnüsse oder gehackte Pistazien.

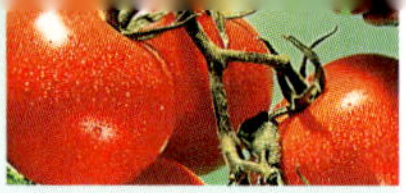

Birnenkuchen

Rezept für eine Springform mit 26 cm Ø:
50 g weiche 3/4-Fett-Margarine (60% F.)
100 g Zucker
4 EL Magermilch
6 EL Mehl
100 g Kokosflocken
3 Birnen, 3 Eiweiß
50 g Zucker
1 EL Speisestärke
Außerdem: Fett für die Form

❶ Margarine mit der Hälfte des Zuckers, Milch, Mehl und Kokosflocken verrühren. Boden der gefetteten Form damit auskleiden. Bei 200 Grad im Ofen etwa 10 Minuten backen.
❷ Birnen waschen, putzen, vierteln, entkernen, schälen und kleinschneiden.
❸ Eiweiß zu steifem Schnee schlagen, dabei restlichen Zucker und Speisestärke zugeben. Birnenstücke vorsichtig unter die Eiweißmasse heben.
❹ Masse auf dem vorgebackenen Boden geben und bei 200 Grad etwa 15 Minuten backen.
Ergibt 12 Stücke
Pro Stück ca.: 8 g F, 175 kcal

Wenn andere mitessen:
Den Rand des Kuchens können Sie mit geschlagener Sahne einstreichen, die Sie mit Mandelblättchen bestreuen.

Schnelle Biskuitrolle

5 Eier
75 g Mehl
75 g Zucker
Rum-Aroma
abgeriebene Schale von 1 unbehandelten Zitrone
100 g Kirschkonfitüre
3 EL Puderzucker
Außerdem: Backpapier

❶ Eier trennen. Eiweiß mit der Hälfte des Zuckers zu steifem Eischnee schlagen.
❷ Eigelb mit übrigem Zucker schaumig rühren. Teig mit Rum-Aroma und Zitronenschale abschmecken.
❸ Teig locker unter die Eiweißmasse heben. Mehl darübersieben und vorsichtig unterheben. Den Teig auf ein mit Backpapier ausgelegtes Backblech streichen und im vorgeheizten Backofen bei 200 Grad 10 bis 12 Minuten backen.
❹ Backblech herausnehmen und den Biskuitteig sofort mit der erwärmten Konfitüre bestreichen. Mit Hilfe des Backpapiers den Biskuit vorsichtig aufrollen.
❺ Biskuitrolle vom Blech nehmen, auskühlen lassen und mit Puderzucker bestäuben.
Ergibt 20 Stücke
Pro Stück ca.: 2 g F, 75 kcal

Wenn andere mitessen:
Statt des Puderzuckers überziehen Sie die Biskuitrolle mit geschmolzener Schokoladenkuvertüre.

Getränke

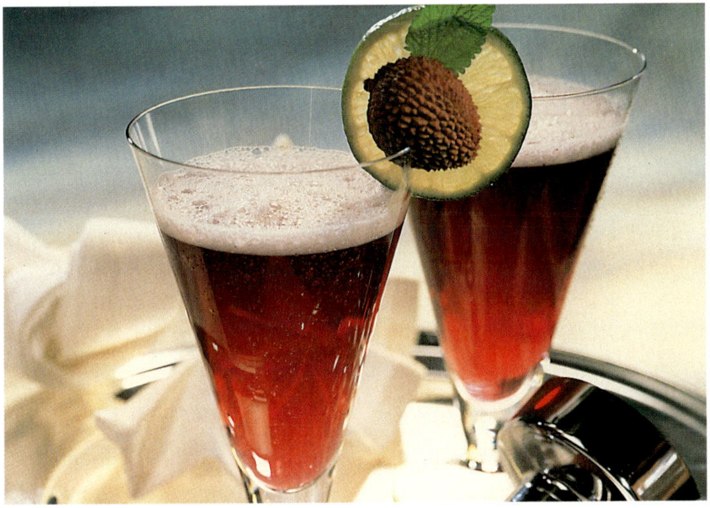

Gegen den Durst hilft am besten ein Mix aus 2 Teilen Fruchtsaft und 3 Teilen Mineralwasser.

Trauben-Shake

8 EL Himbeersirup
300 ml roter Traubensaft
Zitronensaft
450 ml Mineralwasser

❶ Himbeersirup, Traubensaft und wenig Zitronensaft mit Eiswürfeln in einen Shaker geben und schütteln.
❷ Ohne Eis in vier Gläser geben und mit gekühltem Mineralwasser aufgießen.
Pro Drink ca.: 0 g F, 150 kcal
Wenn andere mittrinken: Anstatt mit Mineralwasser gießen Sie den Shake mit Bitter Lemon auf.

Pfirsich-Vanille-Drink

8 Pfirsiche
1 l Magermilch
8 Päckchen Vanillezucker
8 EL Instant-Haferflocken

❶ Pfirsiche enthäuten, vom Stein lösen und kleinschneiden.
❷ Pfirsichstückchen mit Milch, Vanillezucker und Instant-Haferflocken pürieren. Drink gut gekühlt servieren.
Pro Drink ca.: 3 g F, 355 kcal
Wenn andere mittrinken: Statt der Magermilch nehmen Sie Vollmilch oder rühren etwas Sahne unter den Drink.

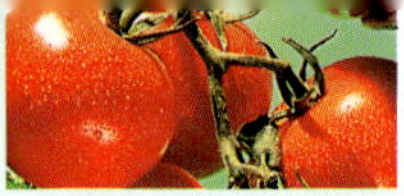

Knusper-Drink

400 ml roter Traubensaft
400 ml Himbeer-Trinkjoghurt
1 EL Honig
8 EL Cornflakes

❶ Roten Traubensaft, Trinkjoghurt und Honig verrühren.
❷ Drink auf vier Gläser verteilen. Cornflakes darüberstreuen, und den Drink mit einem langstieligen Löffel servieren.

Pro Drink ca.: 2 g F, 190 kcal

Wenn andere mittrinken:
Servieren Sie den Drink statt mit Cornflakes mit Kokosraspeln.

Frische-Drink

400 ml Orangensaft
100 ml Zitronensaft
200 ml Grapefruitsaft

❶ Säfte mit Eiswürfeln in einen Shaker geben und schütteln.
❷ Säfte ohne Eis auf vier gekühlte Gläser verteilen.

Pro Drink ca.: 0 g F, 80 kcal

Wenn andere mittrinken:
Mixen Sie unter diesen Drink Sahnekefir.

Happy-Hour-Drink

1/2 l weißer Traubensaft
300 ml Grapefruitsaft
2 EL Zucker
Zitronensaft
Außerdem:
Holzspieße, Orangen- und Grapefruitspalten, Zitronenmelisse

❶ Trauben- und Grapefruitsaft mit Zucker, Eiswürfeln und etwas Zitronensaft in einem Shaker schütteln. Mit dem Eis in vier große Gläser gießen.
❷ Orangen- und Grapefruitspalten auf vier Spieße stecken und über die Gläser legen, mit Zitronenmelisse servieren.

Pro Drink ca.: 0 g F, 160 kcal

Wenn andere mittrinken:
Geben Sie anstelle von Zucker und Zitronensaft etwas Zitronenlikör in den Drink.

Power-Drink

100 ml weißer Traubensaft
100 ml roter Traubensaft
100 ml Grapefruitsaft
1/2 l Mineralwasser

❶ Trauben- und Grapefruitsaft mischen.
❷ Den Drink auf vier Gläser verteilen und mit Mineralwasser auffüllen.

Pro Drink ca.: 0 g F, 45 kcal

Wenn andere mittrinken:
Gießen Sie den Drink statt mit Mineralwasser mit Sekt auf.

Fit statt fett

Fitneß heißt die Zauberformel für mehr Attraktivität, Selbstbewußtsein und Lebensfreude. Dazu brauchen Sie oft nicht mehr als nur ein paar Minuten Zeit und Spaß an der eigenen Bewegung.

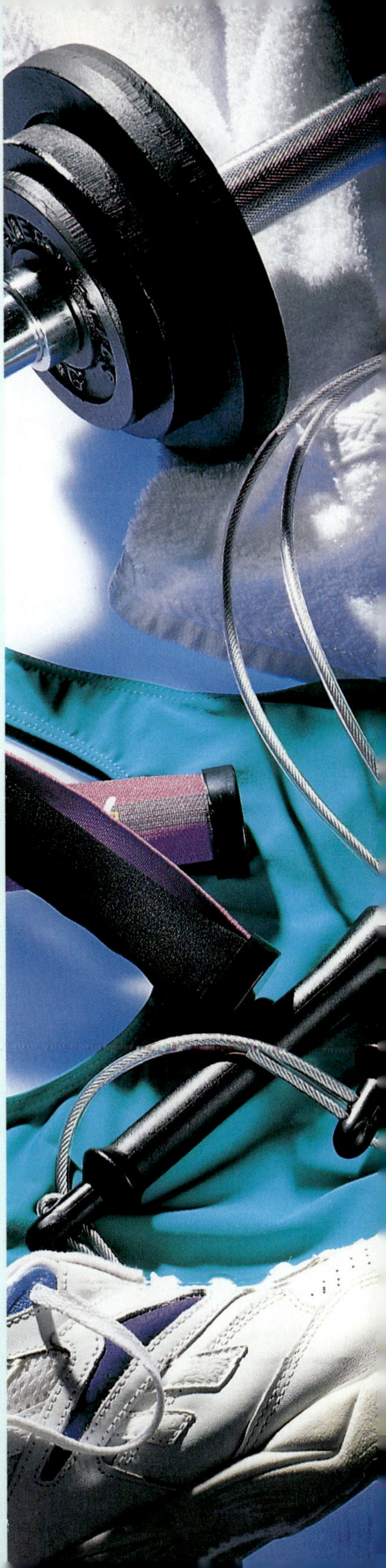

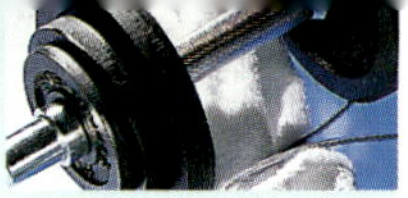

Besser in Form

Sport ist Mord, meinte der frühere englische Premierminister Winston Churchill, und er hatte bei seinem Gewicht mit dieser provokanten These nicht ganz unrecht. Je mehr Kilo auf den Hüften lagern, desto anstrengender ist jede Bewegung.

Jedes Kilo mehr will zusätzlich mit Sauerstoff versorgt werden und kostet Kraft. Noch dazu, wenn die überzähligen Pfunde Herz und Kreislauf, Gelenke und Stoffwechsel schon arg strapaziert haben. Dann kann selbst ein ruhiger Spaziergang anstrengend werden. Und trotzdem sollte jeder, der abnehmen will, sich viel bewegen und Sport treiben.

Pro Kilo Übergewicht muß selbst bei einem Spaziergang das Herz einen Schlag pro Minute mehr schlagen und die Lunge einen halben Liter mehr Luft aufnehmen, um den Körper ausreichend mit Sauerstoff zu versorgen.

Fitneß-Check

Ehrliche Antworten auf diese fünf Fragen sagen viel über Ihre Fitneß aus.

1. Angenommen, Sie haben die Wahl zwischen Lift und Treppe und müssen keine schweren Einkaufstaschen schleppen. Wieviele Stockwerke würden Sie maximal auch zu Fuß gehen?

   6

2. Und wieviel Kilometer fahren Sie auch mal mit dem Rad, bevor Sie das Auto aus der Garage holen bzw. in den Bus oder die U-Bahn steigen?

   4

3. Wie oft gehen Sie pro Monat Schwimmen, ins Fitneß-Studio, zum Joggen oder Tanzen und sind sonst sportlich aktiv?

   3

4. Man muß ja nicht immer gleich Sport treiben, um fit zu sein. Viele Menschen sind auch während ihrer Arbeit körperlich aktiv. Wieviel Stunden sind Sie in Ihrer Arbeit pro Tag in Bewegung?

   8

5. Und nun werden Sie aktiv: Wieviele Liegestütze schaffen Sie, ohne abzusetzen? Teilen Sie diese Zahl durch 4:

   2

Auswertung
So, nun zählen Sie die fünf Ergebnisse zusammen, und Sie kennen in etwa Ihren Fitneß-Wert

0–8 Etwas mehr Bewegung würde Ihnen nicht schaden. Fangen Sie klein an. Gehen Sie hin und wieder spazieren, treten Sie mal in die Pedale, oder packen Sie die Badehose ein. Verlangen Sie dabei keine sportlichen Höchstleistungen. Nicht die Stechuhr sollten Sie dabei im Auge behalten, sondern Ihren Kalender: Planen Sie darin mindestens jede Woche eine Stunde Fitneß ein. Das sind noch nicht mal 10 Minuten jeden Tag!

9–16 Sie bewegen sich hin und wieder ganz gerne. Doch wie wär's mit regelmäßigem Sport? Täglich ein bißchen Gymnastik oder jede Woche ein fester Sporttermin würde Ihnen gut tun. Probieren Sie es auch mal in einer Gruppe. Sportvereine und Volkshochschulen bieten von Aerobic bis Yoga jede Menge Kurse an. Da macht es nochmal soviel Spaß, sich zu bewegen.

17–24 Sport ist für Sie sicher kein Fremdwort. Sie sind gerne aktiv und fühlen sich – hoffentlich – auch fit. Die Gymnastikübungen in diesem Buch ab Seite 141 helfen Ihnen, noch konditionsstärker und beweglicher zu werden.

ab 25 Geben Sie es zu: Sie arbeiten in einem Fitneß-Studio!

Mehr Muskeln, weniger Fett

Wer sich bewegt, bei dem purzeln die Pfunde schneller. Er heizt seinen inneren Stoffwechsel-Ofen an, verbrennt mehr Kalorien, baut Fett ab und Muskeln auf. Und wenn die Muskeln anschwellen, steigt auch der Grundumsatz. Mehr Fitneß hilft, wenn Fettgene darauf programmiert sind, geizig mit den Energiereserven umzugehen und soviel Fette wie möglich im Körper zu speichern. Denn die Muskeln wirken den Fettgenen entgegen. Muskelzellen wollen gut mit Kalorien versorgt sein, brauchen ständig Energie und verbrennen auch beim Nichtstun viel mehr Kalorien, als es träge Fettzellen tun. Halten Sie Muskeln und Körper fit – damit haben Sie die beste Garantie, nicht mehr zuzunehmen, sondern langfristig Gewicht zu verlieren.

TIP

Wählen Sie eine Sportart aus, die Ihnen Spaß macht, ganz gleichgültig, ob Sie dabei wie beim Joggen 300 Kalorien, beim Schwimmen 135 Kalorien oder bei Walking nur 50 Kalorien in einer halben Stunde verbrennen. Wichtig ist Ihre Freude an der Bewegung, ein besseres Körpergefühl und mehr Fitneß.

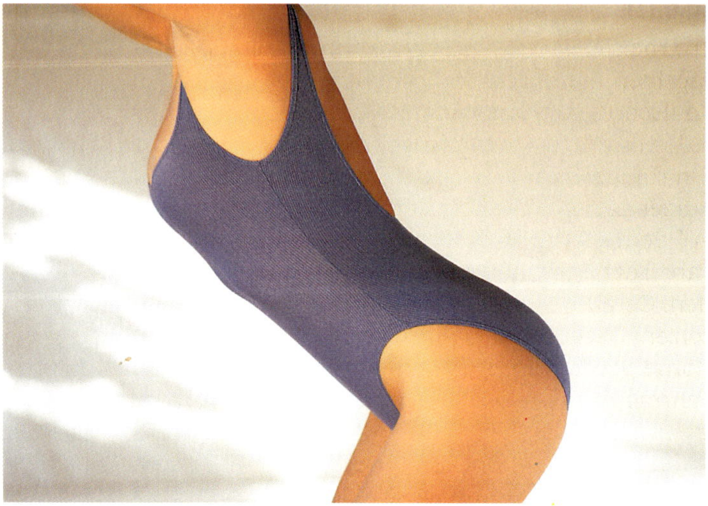

Fitneß verbraucht nicht nur kurzfristig Kalorien: Der Körper bildet Muskeln, die auf Dauer mehr Energie verbrennen.

TIP

Wollen Sie beim Sport abnehmen, dann suchen Sie sich eine Sportart aus, die Sie ohne Mühe mindestens 20 Minuten, besser über eine Stunde lang durchführen können. Kurze Sprints und schnelles Muskeltraining verbrauchen hauptsächlich Kohlenhydrate. Die Fettzellen beteiligen sich erst an der Energielieferung, wenn die Muskeln bereits warm sind. Und es dauert etwa eine Stunde, bis der größte Anteil der Energie aus den Fettdepots stammt.

Aller Anfang fällt schwer

Aber wie soll derjenige mit dem Sport anfangen, der sich mit seinen Rundungen in keinem enganliegenden Sportdreß mehr wohl fühlt und dem nach wenigen Minuten Joggen die Knie schmerzen und das Herz bis zum Hals schlägt? Der Startschuß für mehr Fitneß kann für manchen schon ein gemächlicher Spaziergang sein. Wieviel Sie sich zutrauen dürfen, merken Sie selbst am besten: Sie sollten sich immer noch unterhalten können und nie außer Atem geraten. Lassen Sie sich nicht von dem Wunsch anstacheln, in wenigen Wochen das an Kondition und Kraft wieder hereinzuholen, was Sie über viele Jahre verloren haben. Das wird Ihnen nicht gelingen und schafft nur Frust. Wichtig ist, am Ball zu bleiben. Organisieren Sie Ihren Tagesplan so um, daß in Ihrer Freizeit noch regelmäßig Zeit bleibt für Fitneß. Und beginnen Sie in kleinen Schritten. Überlegen Sie sich, welcher Sport Ihnen Spaß macht. Denn ohne Freude keine Fitneß! Gut für Übergewichtige sind Wandern, Walking, Radfahren, Schwimmen und Gymnastik.

Ideale Sportarten für Übergewichtige

Die meisten fangen an zu joggen, wenn sie abnehmen möchten – und bedenken nicht, daß ihre Gelenke mit jedem Laufschritt die volle Wucht ihres zu schweren Körpers abfedern müssen. Das belastet Füße, Knie und den Rücken. Ein ruhiger Spaziergang tut Ihnen mindestens so gut wie ein kurzer Lauf. Vielleicht lassen sich 20 Minuten Fußweg schon auf dem Weg zu Ihrer Arbeit mit einplanen. Auch die kleine Fahrradtour kann ideal mit dem Arbeitsweg verbunden werden. Gerade Übergewichtige tun gut daran, sich aufs Rad zu setzen. Denn wo sonst Beine und Füße die Last des eigenen Körpergewichtes schleppen müssen, übernimmt nun das Fahrrad diese Aufgabe. Eine wahre Wohltat für den Körper ist das Schwimmen. Im Wasser trägt der natürliche Auftrieb Ihren Körper und die überflüssigen Pfunde und schont die strapazierten Gelenke. Außerdem gibt der Organismus beim Schwimmen sehr viel Wärme an das Wasser ab. Folglich legt der Stoffwechsel an Tempo zu, um den Körper warm zu halten. Und diese zusätzliche Stoffwechselenergie bezieht der Körper aus seinen überzähligen Fettpolstern.

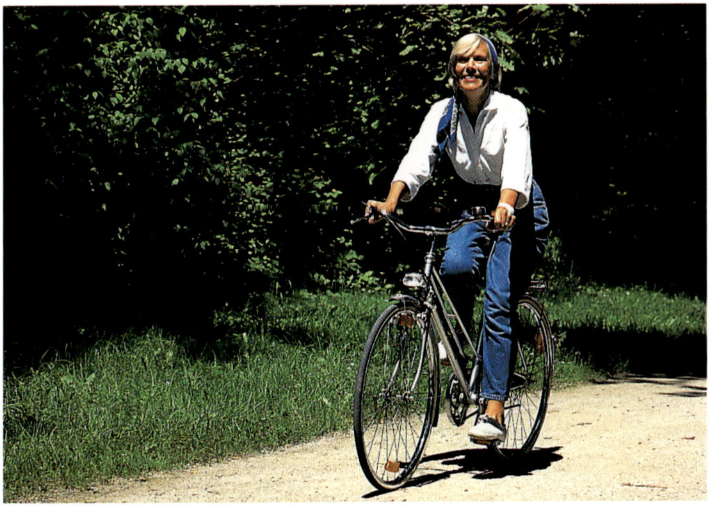

Radfahren schont strapazierte Gelenke, weil der Körper sein eigenes Gewicht nicht selbst zu tragen braucht.

Übergewichtige mit Herzproblemen sollten häufiger Schwimmen! Der Körper liegt beim Schwimmen in der Waagerechten. So macht es dem Herzen weit weniger Mühe, das Blut im ganzen Körper zu verteilen, als beispielsweise beim Gehen, wo das Blut von der Fußspitze wieder hinauf zur Lunge gepumpt werden muß.

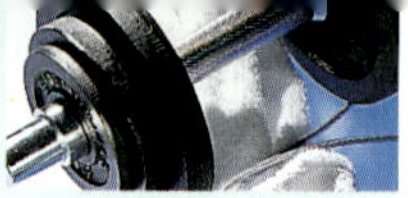

Sportarten für Übergewichtige

geeignet	bedingt geeignet	ungeeignet
Schwimmen	Wandern	Joggen
Radfahren	Badminton	Squash
Langlauf	Basketball	Fußball
Rudern	Volleyball	Ski alpin (für Anfänger)
Tanzen	Tennis	
Walking	Kraftsport	
Gymnastik	Ski alpin (für Erfahrene)	

TIP

Wählen Sie für Ihre Gymnastik und Ihren Sport immer weite Kleidung. Nicht nur, weil sie mögliche Problemzonen gut kaschiert. Sie können sich darin auch viel besser und bequemer bewegen. Auf den nachfolgenden Gymnastikfotos trägt das Model den engen Gymnastikbody nur deshalb, damit die Übungen leichter zu erkennen sind.

Mit Größe 46 im Fitneß-Dreß?

Bei Gewichtsproblemen lohnt sich eine Jahreskarte fürs nächste Schwimmbad. Wären da nur nicht all die Schönheiten mit ihrer Traumfigur im hautengen Badedreß und knappen Bikini. Wären da nicht die vielen Blicke, das heimliche Gelächter und die eigene Scham. Dagegen helfen nur ein starkes Selbstbewußtsein – und Ihre Familie bzw. gute Freunde: Nehmen Sie sie mit ins Schwimmbad. In einer Gruppe, in der Sie keine spitzen Zungen und boshaften Blicke zu befürchten brauchen, geht auch Ihre falsche Scheu, sich im Badeanzug zu zeigen, mit den ersten Schwimmzügen unter. Ebenso im Fitneß-Studio: Gehen Sie auch dort am besten in der Gruppe hin. Dann fallen Ihnen all die Schönen in ihren enganliegenden Gymnastikbodys weniger auf, und niemand nimmt Ihnen so leicht den Mut, sich auch mit Größe 46 im Sportdreß zu zeigen.

Gymnastik für die schlanke Linie

Wollen Sie doch lieber ganz für sich alleine und daheim ohne großen Aufwand Ihr Sportprogramm durchführen, bietet sich Gymnastik an. Auf den nächsten Seiten finden Sie spezielle Übungen, die zwar nur wenig Fett verbrennen, dafür aber Haut und Muskeln straffen und dadurch das Fett in Form bringen. Regelmäßig ausgeführt, macht dieses Gymnastik-Programm Sie schon in wenigen Monaten gelenkiger und verhilft Ihnen zu mehr Kondition.

Gezielt den Körper formen

Die folgenden Übungen stärken jeweils eine bestimmte Körperpartie. Sie können sich also genau die Spezialgymnastik heraussuchen, die auf Ihre »Schwachstellen« abgestimmt ist.

Zusätzlich zeigen Ihnen die Übungen für Zwischendurch, wie Sie sich mit kleinen Muskelanspannungen, die fast niemand von außen bemerkt, auch im Büro oder sogar an der Bushaltestelle fit halten können. Sie finden Tips und viele Hinweise, was Sie zusätzlich tun können, um spezielle Muskeln zu stärken, das Bindegewebe zu straffen und die Haut zu glätten.

Vor den Übungen aufwärmen

Bei allen Übungen müssen Sie Ihre Muskeln, Sehnen und Bänder vorher aufwärmen. Stellen Sie sich mit leicht gegrätschten Beinen hin und kreisen Sie mit den Schultern, dabei erst die Arme am Körper halten, danach die Schultern mit seitlich ausgestreckten Armen kreisen. Arme wieder absenken und in einem weiten Bogen ganz nach oben strecken. Senken Sie dann Arme und Oberkörper tief nach unten ab. Dabei die Knie anwinkeln. Richten Sie sich wieder auf und kreisen Sie mit Ihrem Becken. Wippen Sie dann mit den Zehnspitzen rauf und runter. Wiederholen Sie diese Aufwärmübung mindestens 10mal. Insgesamt sollten Sie sich für die Aufwärmphase drei Minuten Zeit lassen, dann können Sie mit voller Energie die Gymnastik beginnen. Die einzelnen Übungen sind so ausgewählt, daß Anfänger sie jeweils 10- bis 15mal durchführen. Fortgeschrittene erhöhen die Anzahl der Übungen auf 20 oder 30. Steigt dann Ihr Ehrgeiz, so lassen Sie sich am besten in einem Gymnastik-Studio oder auch bei einem Volkshochschulkurs beraten, welche Gymnastikart Ihnen zusagt. Meist brauchen Sie nur eine Einführung und können dann auch alleine in der eigenen Wohnung bei »Step Aerobic« oder »Indoor Workouts« ins Schwitzen kommen.

TIP

Ihr Körper muß sich nach der Gymnastik wieder erholen: Gehen Sie auf der Stelle, und lassen Sie Ihre Arme mitschwingen. Anschließend mit gegrätschten und gebeugten Beinen die Arme vor dem Körper kreisen: beim Hochführen der Arme einatmen, beim Senken der Arme ausatmen. Wiederholen Sie die Übung achtmal. Dann Arme und Beine locker ausschütteln.

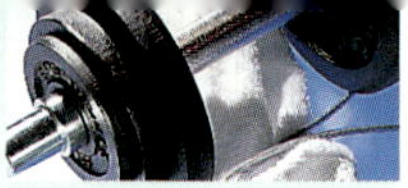

Damit der Bauch flach wird

1

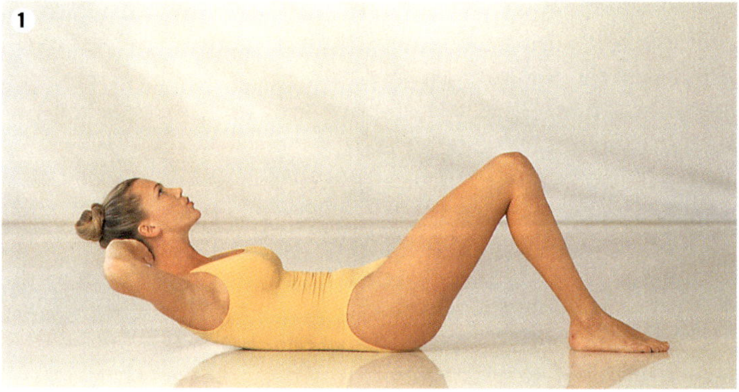

2

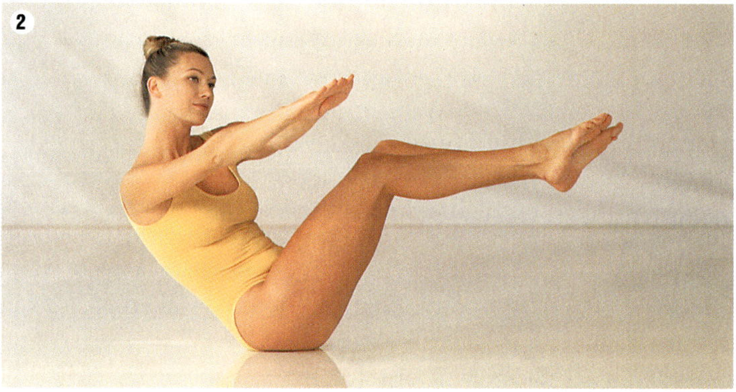

Achten Sie immer darauf, die Bauchübungen nur mit angewinkelten Knien durchzuführen. Situps mit gestreckten Beinen schaden dem Rücken, denn sie unterstützen das Hohlkreuz.

❶ Legen Sie sich auf den Rücken, winkeln Sie die Beine an und verschränken Sie beide Arme unter Ihrem Kopf. Dann heben Sie Kopf und Brust etwas an und senken sie wieder ab, ohne den Boden zu berühren. Achten Sie darauf, daß der Rücken gerade und die Bauchmuskulatur angespannt bleibt.

❷ In der gleichen Grundposition heben Sie die angewinkelten Beine und den gestreckten Oberkörper vom Boden. Die Arme dabei ausstrecken und im Wechsel rechts und links an den Knien vorbeiführen. Oberkörper dazwischen immer absenken, Beine während der gesamten Übung anheben.

Bauch: Stetes Training läßt ihn schrumpfen

Der Bauch ist eine der schwierigsten Problemzonen bei Frauen und insbesondere bei den Männern, deren Fettpölsterchen sich häufig wie ein Schwimmgürtel um Bauch und Taille ansetzen. Und selbst Menschen mit Normalgewicht plagen sich oft mit einem kleinen Bäuchlein herum. Schuld daran sind fehlende Muskeln, falsche Ernährung und eine schlechte Haltung. Vor dem Spiegel wird es deutlich sichtbar: Stellen Sie sich schräg vor den Spiegel, die hängenden Schultern nach innen gedreht, den Oberkörper leicht nach vorne geneigt und das Becken nach hinten abgesenkt. Vielleicht merken Sie, daß Sie ganz oft in dieser Haltung sitzen, stehen oder gehen. Jetzt heben Sie Ihre Schultern an, strecken Ihre Wirbelsäule nach oben, ohne den Rücken anzuspannen, und schieben Ihr Becken nach vorne. Sofort schrumpft Ihr Bauch gleich um einige Zentimeter ein. Denken Sie an diese kleine Übung und richten Sie Ihren Oberkörper mehrmals am Tag bewußt auf. Egal ob Sie gerade Ihren Einkauf erledigen oder am Computer sitzen. Halten Sie Ihren Kopf aufrecht, die Brust nach vorne und das Becken gerade. So sehen Sie nicht nur besser aus, auch Magen und Darm bekommen mehr Platz. Oft sind auch Blähungen schuld daran, daß sich der Bauch häßlich nach vorne wölbt. Kümmel- und Fencheltees sowie eine Bauchmassage helfen. Langfristig sollten Sie mit mehr Ballaststoffen Ihren Darm vital halten. Um die Bauchmuskeln zu stärken, kommen Sie an einem ständigen Training nicht vorbei. Denn im Alltag beim Sitzen oder Gehen werden die Bauchmuskeln nur selten beansprucht.

TIP

Vergessen Sie bei den Bauchübungen nicht das Atmen. Beim Anspannen der Bauchmuskeln atmen Sie aus, beim Entspannen atmen Sie ein.

Bauchübung für Zwischendurch

Ziehen Sie den Bauch mit ganzer Kraft ein, und halten Sie die Bauchmuskeln 10 Sekunden gespannt. So oft wie möglich wiederholen. Dabei gleichmäßig atmen.

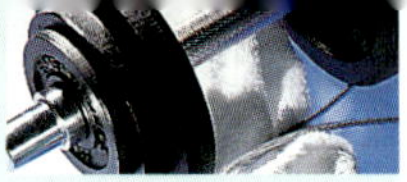

Damit Busen und Brust kräftig werden

1

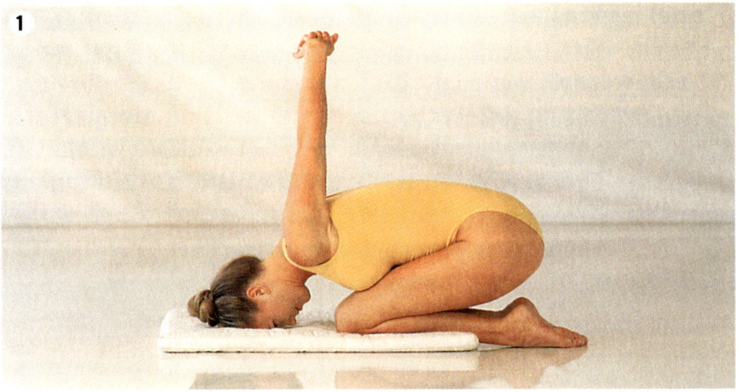

2

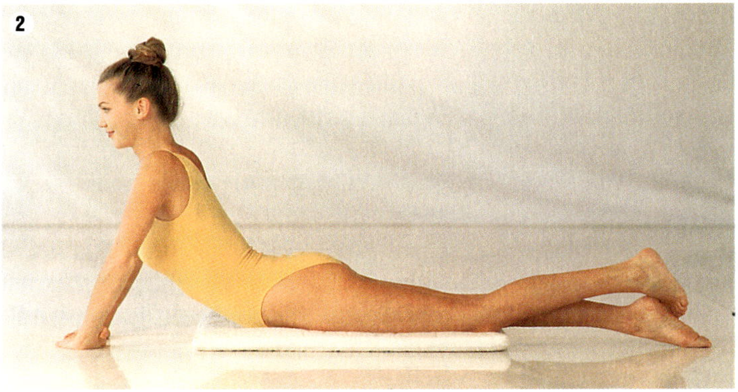

Führen Sie beide Übungen langsam und in Ruhe durch, bewegen Sie sich nie ruckartig, darunter leidet nur Ihr Rücken.

➊ Knien Sie sich hin und beugen Sie den Oberkörper nach vorne, bis Sie mit der Stirn den Boden berühren. Falten Sie hinter dem Rücken mit gestreckten Armen Ihre Hände. Jetzt die Arme nach oben strecken.

➋ Legen Sie sich auf den Bauch. Kreuzen Sie Ihre Unterschenkel übereinander. Setzen Sie Hände und Arme in Brusthöhe vor sich auf den Boden, und drücken Sie mit den Armen Oberkörper und Becken nach oben. Kurz oben halten und langsam wieder absetzen.

Busen und Brust: Straffe Muskeln machen schön

Ein straffer Busen ist für die Frau genauso wichtig wie für den Mann eine muskulöse Brust. Zwar hilft der Frau auch das beste Muskeltraining nicht, um ihren Busen anzuheben, aber die Brustmuskeln straffen das Bindegewebe der Brust und verhelfen zu einer glatten Haut und zu einem schönen Dekolleté. Wollen Sie im Alltag Ihrer Brust mehr Spannkraft geben, ist ein aufrechter Gang und eine gerade Sitzposition die ideale Übung. Die Brust muß zusammen mit dem Rücken aktiv den Oberkörper gerade halten. Das kräftigt die Muskeln, hebt den Busen ganz natürlich an. Auch für Männer sind diese Übungen das beste Mittel gegen die verpönte Hühnerbrust. Wer mehr tun will, damit die Brustmuskeln wachsen, sollte es mit Gewichten versuchen. Hanteln, Gewichtsbänder oder die Gewichtsstange im Sportstudio helfen dabei. Doch vor allzu schwerem Gewichtstraining muß gewarnt werden. Lieber häufiger trainieren, als es übertreiben. Steigern Sie die Anzahl der Übungen deutlich, bevor Sie das Gewicht erhöhen. Achten Sie auch darauf, daß Sie beim Anheben der Arme Ihre Schultern nicht hochziehen, sondern möglichst unten lassen. Schließlich soll die Kraft aus den Armen und aus dem Rücken kommen. Sonst können Sie sich schnell verspannen. Wenn Sie die Übungen – auch die Gymnastik – mit gestrecktem Rücken und angespannten Gesäßmuskeln durchführen, tun Sie damit gleichzeitig auch etwas für Ihre Rückenmuskulatur. Achten Sie bei den Übungen für die Brust darauf, daß Sie Brust und Rücken gleichmäßig stark trainieren, damit die Körperhaltung im Lot bleibt.

Brustübung für Zwischendurch

Sitzen oder stehen Sie aufrecht. Drücken Sie in Schulterhöhe beide Handflächen mit ganzer Kraft gegeneinander, und drücken Sie dabei die Arme langsam von links nach rechts und wieder zurück. Dabei die Arme waagerecht halten.

TIP

Gerade beim Sport ist ein gut sitzender BH wichtig, weil durch die stärkere Bewegung des Busens das Gewebe schnell ausleiert und schlapp wird.

Damit der Po knackig wird

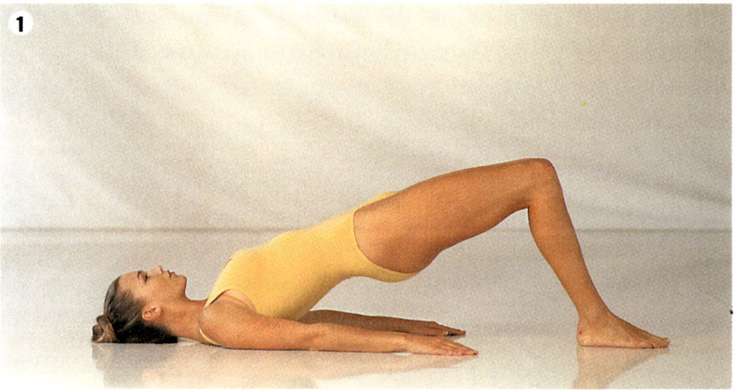

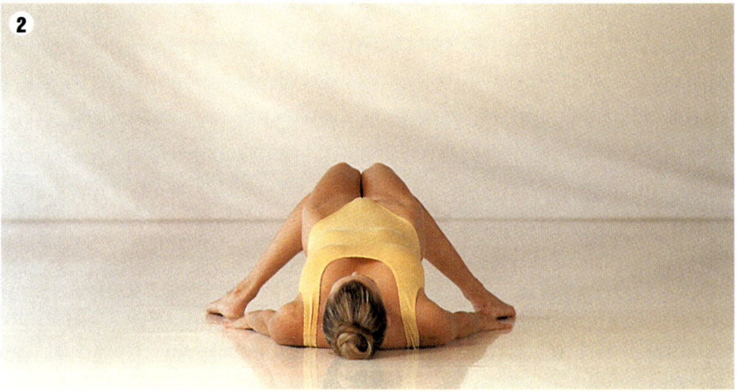

Diese Übungen wirken erst dann, wenn Sie dabei den Po anspannen.

❶ Legen Sie sich auf den Rücken, die Arme neben dem Körper. Winkeln Sie die Knie an, setzen Sie die Füße auf, spannen Sie Po und Oberschenkel an, und heben Sie Ihr Becken langsam nach oben. Wieder absenken.

❷ Legen Sie in der Grundposition die Arme zur Seite, und grätschen Sie die Beine. Heben Sie Oberschenkel, Becken und Oberkörper an. Grätschen Sie in dieser Position die Knie auseinander und bringen Sie die Knie wieder zusammen.

Po: Rund und fest sollte er sein

Ein runder, wohlgeformter, nicht zu dicker Po gefällt Männern wie Frauen gleich gut. Zum Glück lassen sich eventuell fehlende, knackige Rundungen auf ganz natürliche Weise erzeugen. Denn der Po besteht aus Muskeln, die bei entsprechendem Training schnell an Volumen gewinnen.
Sollte allerdings der Po etwas zu rund sein, so kaschieren die durch gezielte Übungen anschwellenden Gesäßmuskeln auch gleichzeitig unliebsame Fettpölsterchen. Leider benachteiligt die Natur den weiblichen Po. Sie gab ihm mehr Fettzellen und ein sehr viel weicheres Bindegewebe. Daher bleibt ein Männerpo in der Regel länger fest und schmal als bei Frauen. Sie können durch gezielte Übungen gegensteuern, aber auch Wechselduschen helfen. Brausen Sie sich dabei erst mit einem warmen, dann mit einem kalten Wasserstrahl ab, mehrmals wiederholen und immer mit dem kalten Guß enden.
Ob Mann oder Frau, jeder sollte die Poübungen besonders vorsichtig ausführen, denn viele belasten die Wirbelsäule: Deshalb bei Übungen, die Sie auf dem Bauch liegend mit angewinkelten oder nach oben gestreckten Beinen durchführen, unbedingt ein großes zusammengelegtes Handtuch oder ein Kissen unter das Becken legen. So schonen Sie die Lendenwirbel. Ein großer Vorteil ist das gleichzeitige Training von Po und Bauchmuskeln. Beide sorgen für die richtige Stellung des Beckens. Wollen Sie also etwas für Ihre Haltung tun, so sollten Sie unbedingt beide Muskelgruppen in gleichem Maße stärken.

TIP

Das zarte Bindegewebe am Po läßt sich auch mit einer sanften Bürstenmassage sehr gut kräftigen.

Poübung für Zwischendurch

Spannen Sie Ihre Gesäßmuskeln an, zählen Sie bis 10 und entspannen Sie. Die Übung können Sie immer und überall durchführen, egal ob im Sitzen oder Stehen.

Damit die Hüften in Form kommen

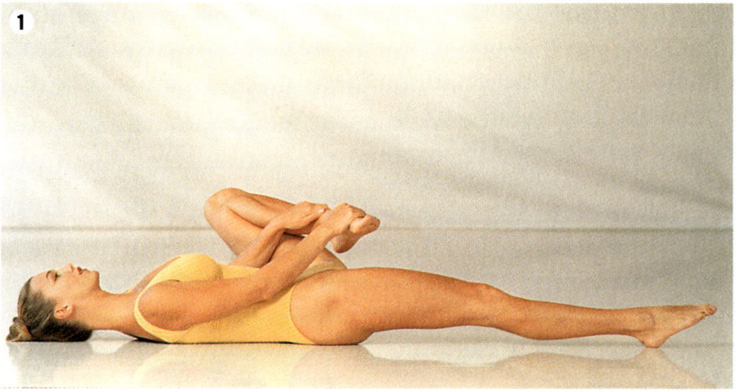

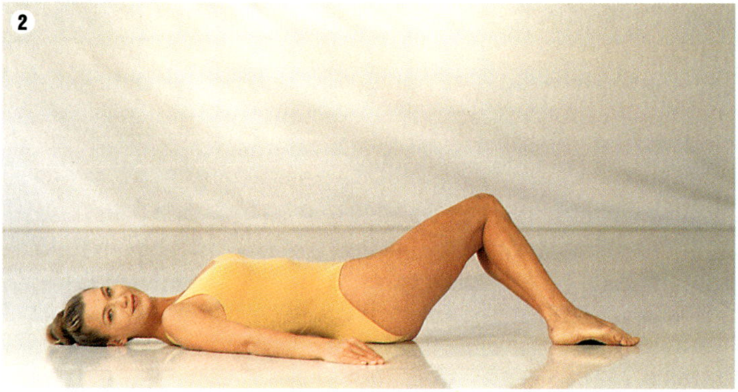

TIP

Wollen Sie bei der zweiten Übung gleichzeitig noch etwas für Ihre Bauchmuskeln tun, heben Sie beide Beine vom Boden ab.

❶ Legen Sie sich mit dem Bauch flach auf den Boden, winkeln Sie ein Bein an und ziehen Sie es zu sich heran, so daß Sie den Fuß mit beiden Händen festhalten können. Spannen Sie die Gesäßmuskeln etwa 10 Sekunden an und drücken Sie das Knie dabei nach unten. Übung im Wechsel mit dem anderen Bein durchführen.

❷ Legen Sie sich auf den Rükken, die Arme neben Ihren Körper. Winkeln Sie die ge-schlossenen Knie an. Die Knie im Wechsel nach rechts und nach links langsam auf den Boden absenken, den Kopf jeweils zur anderen Seite drehen. Die Füße während der Übung auf dem Boden lassen.

Hüften: Festigen Sie Ihr Bindegewebe

Die Hüftmuskeln lassen sich von den Gesäßmuskeln nicht genau abgrenzen. Deshalb trainieren Sie mit den Hüftübungen den Po und mit den Poübungen auch gleichzeitig die Hüften. Wenn Sie die Übungen in diesem Buch durchführen, werden Sie feststellen, daß bei den Hüftübungen vor allem die Muskeln an der Beckenaußenseite angespannt werden. Im normalen Alltag werden diese Muskeln selten stark gefordert, außer Sie tanzen gerne Twist oder gehen in eine Bauchtanzgruppe. Wenn nicht, sollten Sie diese Übungen sehr gründlich und möglichst häufig durchführen. Denn die Hüften gehören zur großen Problemregion der Frau. Die Hüftknochen sind bei Frauen oft recht breit und das Bindegewebe besonders locker, damit bei einer Schwangerschaft und der Entbindung genügend Platz für das Kind bleibt. Gegen diese, von Natur aus breit ausladenden Hüftknochen, hilft keine Gymnastik, aber das Bindegewebe können Sie mit diesen Übungen straff halten. Ansonsten dehnt es sich – auch ohne Schwangerschaft – immer stärker aus und verliert mit dem Alter seine natürliche Spannung. Aktivieren Sie deshalb Ihre Hüftmuskeln, indem Sie diese Gymnastik besonders sorgfältig und regelmäßig durchführen. Schließlich verhilft Sie Ihnen auch zu einem schöneren Gang und einer besseren Haltung. Und beides festigt Ihre Selbstsicherheit. Schließlich kräftigen Sie mit diesen Hüftübungen Ihre Körpermitte. Das wirkt sich ganz sicher auch auf Ihre Psyche aus. Probieren Sie es aus.

Hüftübung für Zwischendurch

Mit leicht gegrätschten Beinen aus den Hüften heraus kreisen. Dabei mit den Händen an die vorderen Beckenknochen fassen, und die Hüfte mal nach rechts und mal nach links kreisen lassen.

TIP

Wenn dank der Übungen in diesem Buch nach einigen Monaten Ihre Muskeln bereits kräftiger geworden sind, und Sie sich eine intensivere Gymnastik wünschen, dann helfen Ihnen Gewichtsmanschetten, die Sie einfach entsprechend der Übung um Hand- oder Fußgelenke tragen.

Damit die Oberschenkel fest werden

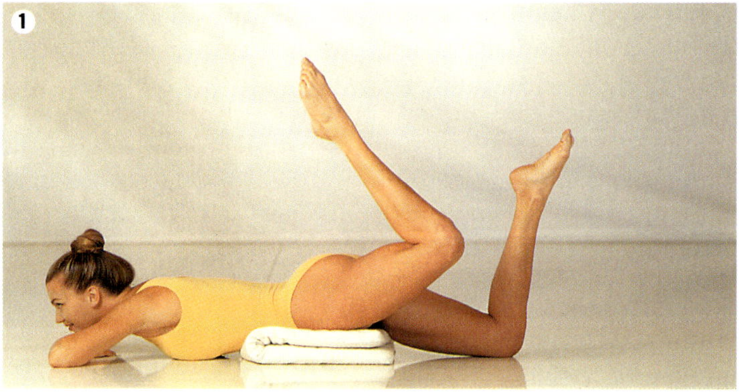

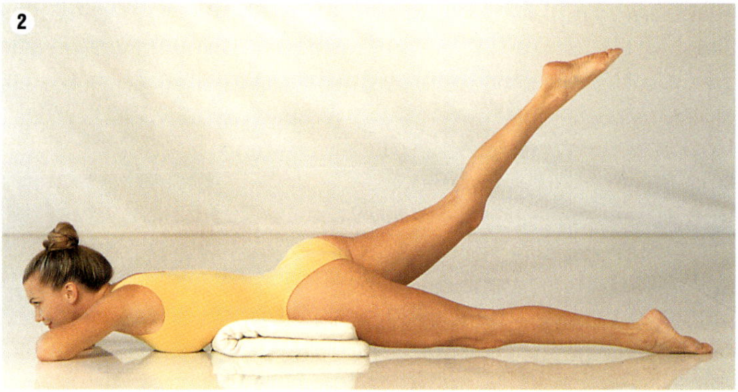

Bei diesen Übungen auf gar keinen Fall auf das Kissen oder ein großes, zusammengelegtes Handtuch als Unterlage verzichten. Ansonsten kommt es leicht zu Rückenschmerzen. Bei Rückenproblemen besser ganz auf diese Übungen verzichten.

❶ Legen Sie sich mit dem Bauch auf ein Kissen, die Beine eng zusammen. Winkeln Sie Ihre Unterschenkel in den Knien an, spannen Sie die Gesäßmuskeln fest an, und grätschen Sie jeweils abwechselnd ein Knie so weit wie möglich nach außen.

❷ Aus der Grundposition heraus die gestreckten Beine langsam im Wechsel heben und senken. Wenn Sie die Übung ausbauen wollen, heben und senken Sie die Beine, ohne den Boden zu berühren.

Oberschenkel: Wo sich Fette ansammeln

Cellulite und Reiterhosen-Beine, darunter leiden Millionen von Frauen. Ihre Gene sorgen dafür, daß sich das Fett am liebsten an den Oberschenkeln niederläßt. So entsteht dort langsam die gefürchtete Reiterhosen-Silhouette. Drücken dann die gut gefüllten Fettzellen von innen gegen das bei Frauen sehr schwache und locker gebaute Bindegewebe, bilden sich kleine Hügel und Dellen unter der Haut, die dann auch Orangenhaut oder Cellulite genannt wird. Schon junge und ansonsten schlanke Frauen leiden darunter. Wer einer solchen Orangenhaut vorbeugen oder sie wieder zurückdrängen will, dem helfen diese Übungen. Vorsicht bei Rückenproblemen! Dann können Sie im Fitneß-Studio an sogenannten Fersenhebern trainieren. Und daheim gehen Sie in die Knie, aber mit dem Rücken zur Wand und schonen damit Ihre Bandscheiben: Lehnen Sie sich mit dem Rücken an die Wand, dabei die Beine etwa 30 cm von der Wand entfernt aufstellen. Gehen Sie jetzt langsam in die Knie, und rutschen Sie dabei mit dem Rücken immer mehr nach unten. Po und Rücken halten ständig Wandkontakt. Jetzt wieder nach oben gehen und immer noch Wandkontakt halten. Dabei die Knie nie ganz durchdrücken. Suchen Sie sich dafür eine Wand mit einer glatten Oberfläche aus, beispielsweise eine Tür oder auch einen Wandschrank. Beim Mann geht das Fett zwar viel häufiger in den Bauch als in die Beine. Außerdem ist das männliche Bindegewebe von Natur aus fester und stabiler geknüpft und gibt deshalb der Cellulite keine Chance. Doch auch Männerbeine bleiben länger straff und schön, wenn »mann« regelmäßig diese Übungen durchführt.

Oberschenkelübung für Zwischendurch

Drücken Sie im Sitzen Ihre Knie zusammen, und spannen Sie dabei Ihre Oberschenkel an. In schnellem Rhythmus möglichst oft wiederholen.

TIP

Bürstenmassagen, kalte Duschen und eine kaliumreiche Ernährung (viel Gemüse, insbesondere Fenchel, Spinat und Grünkohl) helfen gegen Cellulite.

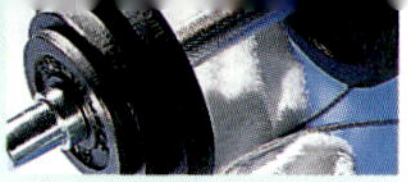

Damit die Taille schmal wird

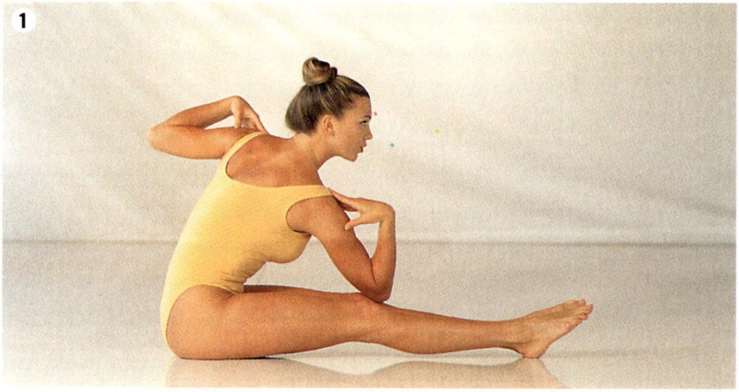

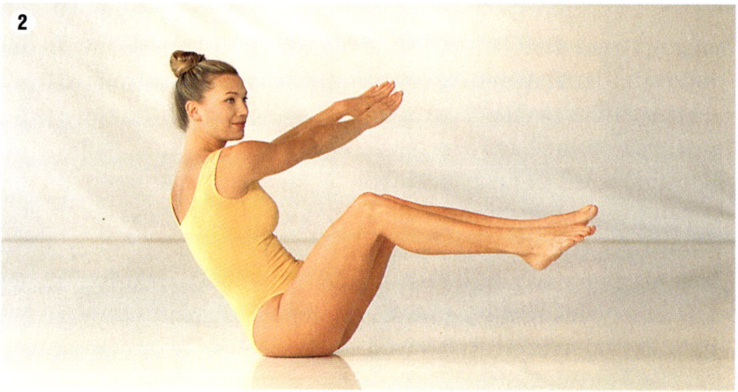

Auch bei den Taillenübungen müssen Sie auf einen geraden Rücken achten, damit Sie sich nicht Nacken und Rücken verspannen, anstatt Muskeln aufzubauen.

❶ Setzen Sie sich mit gestreckten Beinen auf den Boden, die Hände an den Schultern. Beugen Sie sich so vor, daß im Wechsel Ihr rechter Ellbogen das linke Knie und der linke Ellbogen das rechte Knie berührt. Lassen Sie während der gesamten Übung die Knie gestreckt.

❷ Setzen Sie sich auf den Boden, winkeln Sie Ihre geschlossenen Beine an, und heben Sie die Beine in Brusthöhe. Bewegen Sie die Arme von rechts nach links und wieder zurück, während die Beine gegengleich mitschwingen.

Taille: Gymnastik formt Ihre Figur

Eine schlanke Taille sieht nicht nur gut aus, sie ist auch ein Zeichen dafür, daß es Ihnen gut geht. Ihr Arzt wird es Ihnen bestätigen: Ist die Taille schmal, sind Herz und Kreislauf nur selten durch zuviel Fett gefährdet. Schaffen können Sie das nur mit regelmäßiger Bewegung und einer fettarmen Ernährung. Mit diesen gezielten Übungen können Sie die Haut rings um Ihre Taille straffen. Diese Übungen helfen übrigens gleichzeitig auch, Ihre Bauchmuskeln zu trainieren. Besonders Männer sollten die Taillengymnastik nie auslassen. Denn bei ihnen sammeln sich die Speckröllchen bevorzugt links und rechts vom Bauchnabel. Häufig wird bei den Taillenübungen das regelmäßige Atmen vergessen. Ganz allgemein gilt: Beim Anspannen der Muskeln atmen Sie aus, beim Entspannen ein. Achten Sie ganz bewußt darauf. Lockern Sie zwischen den Übungen Ihre Taille. Das geht am besten, wenn Sie kurz die Muskelpartien in Ihrer Taille massieren und Sie dabei leicht mit dem Bauch schwingen, als würden Sie einen imaginären Hula-Hoop-Reifen zum Kreisen bringen. Und sollten Sie einen solchen noch daheim haben, nichts wie heraus damit. Etwas Besseres können Sie Ihrer Taille gar nicht bieten. Gleichzeitig halten Sie mit mit einer Hula-Hoop-Übung Ihren Rücken beweglich – wichtig für alle, die sich bei der Arbeit einseitig belasten, lange stehen oder sitzen müssen. Den gleichen Effekt erzielen Sie auch mit Bauchtanz, der ideale Tanz für alle, die unter Rückenproblemen leiden und etwas für Bauch, Hüften und Taille tun wollen.

Taillenübung für Zwischendurch

Gegrätscht stehen, rechte Hand in die Taille stemmen. In der Taille den Oberkörper seitlich nach rechts abknicken und 10mal federn. Arme wechseln und Übung 10mal zur linken Seite hin durchführen.

TIP

Während der Übungen sollten Sie unbedingt den Bauch anspannen. Ansonsten wölbt er sich mit der Zeit nach außen.

Bücher, die weiterhelfen

Besser-Siegmund, Cora, Easy Weight; Econ Verlag, Düsseldorf

Bös, Prof. Dr. Klaus, Schlank, fit und gesund durch Walking; Gräfe und Unzer Verlag, München

Elmadfa, Prof. Dr. Ibrahim und Mitarbeiter, Die große GU Nährwerttabelle; Gräfe und Unzer Verlag, München

Gunnari, Hans, Evjenth, Olaf, Brady, Michael, Allround Fitness; Rowohlt, Hamburg

Hacks, Maria, Rohwedder, Dirk, Therapie mit Messer und Gabel, Wissenschaftsverlag Wellingsbüttel; Hamburg, Zürich

Minker, Margaret, Selbstwert statt Marktwert; Gräfe und Unzer Verlag, München

Rohwedder, Dirk, Hacks, Maria, Fett in der Ernährung; Wissenschaftsverlag Wellingsbüttel, Hamburg, Zürich

Adressen, die weiterhelfen

Bundeszentrale für gesundheitliche Aufklärung
Ostmerheimer Str. 200
51109 Köln

Deutsche Gesellschaft für Ernährung (DGE)
Im Vogelsgesang 40
60488 Frankfurt/Main

Gesellschaft für zeitgemäße Ernährung
Zaunergasse 1-3/3/16
A-1037 Wien

Österreichische Gesellschaft für Ernährung (ÖGE)
Zaunergasse 1-3
A-1037 Wien

Schweizerische Gesellschaft für Ernährungsforschung (SGE)
Postfach
CH-3000 Bern 14

Schweizerische Vereinigung für Ernährung (SVE)
Postfach
CH-3052 Zollikofen

Stiftung Warentest
Lützowplatz 11-13
10785 Berlin

Verband für unabhängige
Gesundheitsberatung
Keplerstr 1
35390 Gießen

Beratung für Eßgestörte

Dick & Dünn
Innsbrucker Str. 25
10825 Berlin

Anonyme Eßsüchtige
Postfach 106206
28062 Bremen

Bielefelder Zentrum für
Eßstörungen
Marktstr. 35
33602 Bielefeld

KISS-Dresden
Lingnerplatz 1
01069 Dresden

Frankfurter Zentrum für
Eßstörungen
Hansaallee 18
60322 Frankfurt/Main

Die Brücke
Waldörfer Str. 337
22047 Hamburg

Hamburger Zentrum für
Eßstörungstherapie
Uhlenhorster Weg 5a
22085 Hamburg

Kabera
Kurt-Schumacher-Str. 2
34117 Kassel

Eß-o-Eß im Frauentreff
Kurt-Schumacher-Platz 5
24109 Kiel

SpeckDrum
Akazienweg 4
55120 Mainz

Anad
Ungererstr. 32
80802 München

Cinderella
Westendstr. 35
80339 München

Dick & Dünn
Adam-Klein-Str. 6
90429 Nürnberg

Gesundheitszentrum
Information und Vermittlung
für Menschen mit Eßstörungen/Selbsthilfegruppen
Hebbelstr. 1 a
14467 Potsdam

Wiener Urania
Uraniastr. 1
A-1010 Wien

Team Selbsthilfe Zürich
Wilfriedstr. 7
CH-8032 Zürich

Sachregister

Rezeptregister

Unser Gesundheits-Programm

Um dauerhaft gesund zu bleiben, vertrauen viele Menschen heute wieder auf die eigenen Kräfte und gehen bewußter mit Körper und Seele um. Die **Ratgeber Gesundheit** von Gräfe und Unzer bieten Expertenrat zu aktuellen Gesundheitsthemen und eine Fülle von praktischen Übungsprogrammen. Sie zeigen, wie man die eigenen Kräfte mobilisieren und das Wohlbefinden steigern und erhalten kann.
Intensiv und umfassend informieren die **Großen GU Ratgeber** über wichtige Themen wie „Homöopathie“, „Fasten“, „Ätherische Öle“ und „Heilpflanzen“.

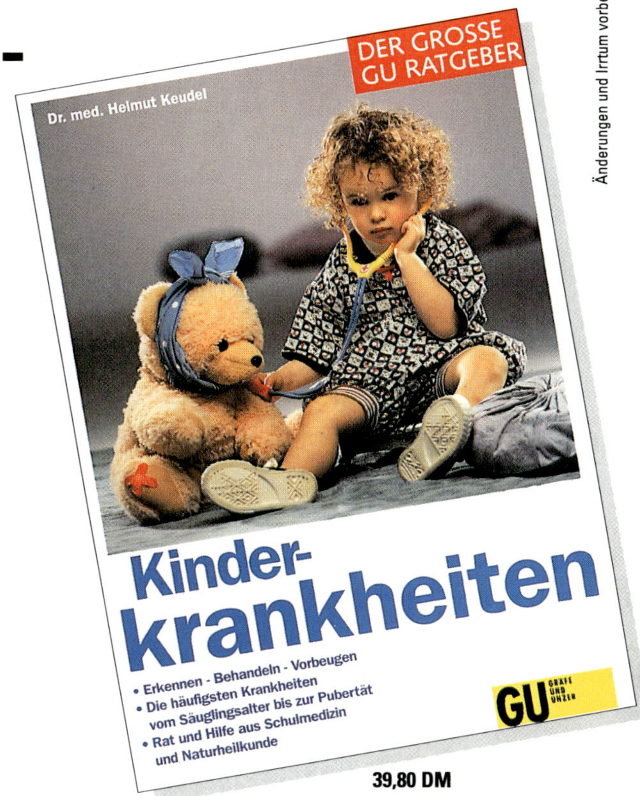

39,80 DM

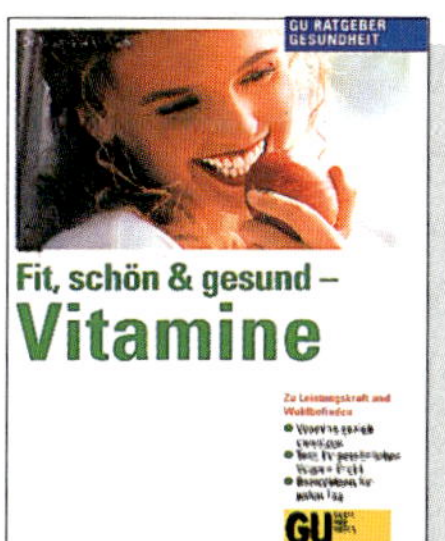

19,80 DM

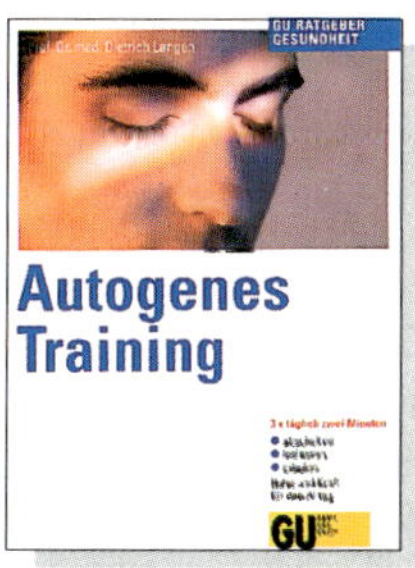

19,80 DM

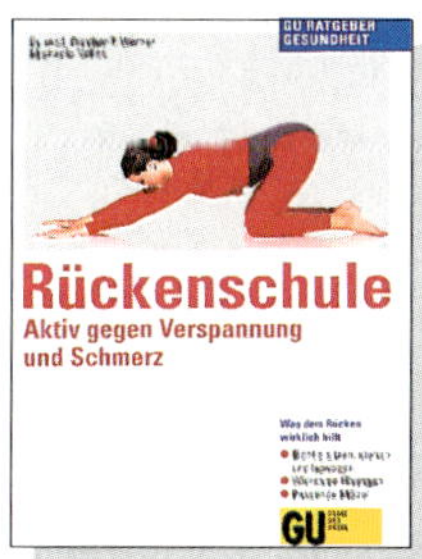

19,80 DM

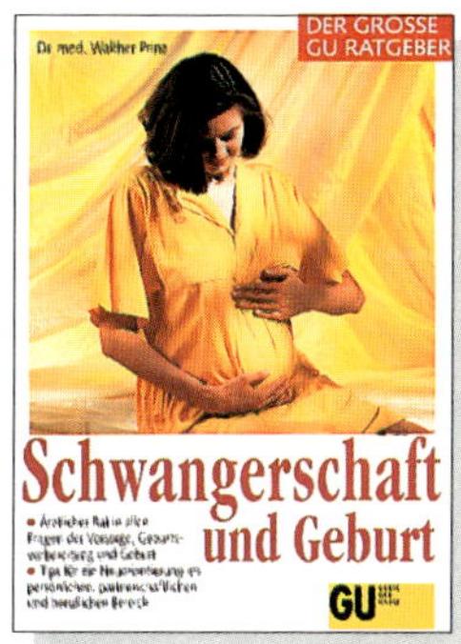

39,80 DM

Mehr draus machen
Mit Gräfe und Unzer
GU GRÄFE UND UNZER

Impressum

Redaktion
Friedrich Bohlmann
Textlektorat
Anne Heidenreich
Umschlag- und Innengestaltung
Vision Creativ Design, München
Herstellung
Eva Hehemann
Satz
Vision Creativ Design, München
Repro
PHG Litho, Planegg
Druck und Bindung
Kaufmann, Lahr

Fotos und Illustrationen
Bavaria: S. 2 (links), 13 (TCL), 15 (FPG), 19, 33, 77 (Alexandre), Umschlagklappe vorn (Mitte)
Deutsche Champignons, Ketchum PR: S. 106, 119
DGE, Ernährungsbericht 1992: S. 17
Image Bank: S. 37 (Curto), 97 (Ajbeszic)
Interfoto: S. 9
FIMA, Segmenta PR: S. 114
Peter Kölln, Köllnflockenwerke: Innenklappe vorne
Ulrike Kment: S. 139
Susanne Kracke: S. 2 (rechts), 11, 28, 35, 47, 58, 65, 70, 138, 142, 144, 146, 148, 150, 152, Umschlagklappe vorn (unten)
Margarine-Institut für gesunde Ernährung; Burson-Marsteller: S. 51
Michael Nischke: S. 79
Thomas von Salomon: Umschlag hinten
Reiner Schmitz (Foto), Jeanette Heerwagen (Styling): S. 3 (links und rechts), 7, 45, 57, 61, 67, 81, 83, 87, 101, 135
Christophe Schneider: Umschlag vorn
Schwartauer Werke; Segmenta PR: S. 130, Umschlagklappe hinten (oben)
Kai Stiepel, Studio Schmitz: S. 52, 53, 89, 109, 121,
Surig Essig Essenz; Fiedler PR: 110, Umschlagklappe hinten (Mitte)
Teubner: S. 105, 111, 113, 125, 129
Thomy, Ketchum PR: S. 122
Tony Stone: 39 (Darrel), 49 (Peek), 73 (Perlstein), Umschlagklappe vorn (oben)
UNION; Segmenta PR: S. 4, 103, 117, 126
VpT, pr bonn: S. 133
ZEFA: S. 31 (Norman), 42 (Norman), 95 (Jonas), 99 (Ayers),

Wir danken
der Deutschen Gesellschaft für Ernährung für die Überlassung der Abbildung auf Seite 17.

Umwelthinweis
Dieses Buch wurde auf chlorfrei gebleichtem Papier gedruckt. Um Rohstoffe zu sparen, haben wir auf Folienverpackung verzichtet.

ISBN 3-7742-2898-1

Auflage	5.	4.	3.	2.	1.
Jahr	2000	99	98	97	96